中草药识别与应用丛书

美容中草药识别与应用

黄燮才　主编

广西科学技术出版社

图书在版编目（CIP）数据

美容中草药识别与应用 / 黄燮才主编. —南宁：广西科学技术出版社，2017.12（2024.4重印）
（中草药识别与应用丛书）
ISBN 978-7-5551-0723-1

Ⅰ.①美… Ⅱ.①黄… Ⅲ.①美容—中药疗法②中草药—基本知识 Ⅳ.①R275②R282

中国版本图书馆CIP数据核字（2016）第314941号

美容中草药识别与应用
MEIRONG ZHONGCAOYAO SHIBIE YU YINGYONG

黄燮才　主编

策　　划：罗煜涛　陈勇辉	
责任编辑：李　媛	责任校对：袁　虹
封面设计：苏　畅	责任印制：韦文印
出 版 人：卢培钊	出版发行：广西科学技术出版社
社　　址：广西南宁市东葛路66号	邮政编码：530023
网　　址：http://www.gxkjs.com	
印　　刷：北京兰星球彩色印刷有限公司	
开　　本：890 mm×1240 mm　1/32	
字　　数：161千字	印　　张：5.375
版　　次：2017年12月第 1 版	印　　次：2024年4月第 2 次印刷
书　　号：ISBN 978-7-5551-0723-1	
定　　价：78.00 元	

《美容中草药识别与应用》

编委会

主　　编：黄燮才

编 著 者：黄燮才　黄贤忠　黄镇才　黄　霞　林云仙　陆　晖
　　　　　黄　芳　黄超才　黄　榆　黄　欣　刘哲君　刘雪琼
　　　　　杨松年　韦家福　黄　晓　陈龙小　严仲铠　张效杰
　　　　　罗世经　彭治章　江宏达　周楚程　何明光　黎伯钧
　　　　　朱桂生　张耀辉　陈家玉　马永年　周昌卫　杨汉泉
　　　　　林昌贵

◆ 前 言 ◆

　　美容的主要内容包括人的颜面、五官、毛发等的驻颜术，还包括体型的肥瘦和体气的香臭等内容。在中国，美容养颜，源远流长。最早的医学经典著作《黄帝内经》有"劳汗当风，寒薄为皶，郁乃痤"的论述，《灵枢·经脉》有"虚风生疣"的记载，《名医别录》推崇白芷可作"膏药面脂、润颜色"。

　　中草药美容，由来已久。中国现存最早的药物学专书《神农本草经》谓："菟丝子其汁去面黑干。"明朝李时珍著的《本草纲目》谓"白芷长肌肤，润泽颜色，可作面脂"，又谓"白附子治面上百病……面皯瘢疵""可以入面脂用"。关于漱齿美容，古代《一金丹全书》指出："今人漱齿，每以早晨，是倒置也。凡一日饮食三，毒积于齿缝，当于夜晚刷洗，则垢污尽去，齿自不坏，故云晨漱不如夜漱，此善于养齿者。今观智者，每于饭后必漱，则齿至老，坚白不坏。"研究表明，美容养颜与情志的养性和整体的健康有着密切的因果关系。如痤疮的发生就与体内内分泌变化、雄性激素分泌增多、刺激皮脂腺增生肥大、皮脂分泌增加有关，治疗时应着重调整体内内分泌，选用清热泻火、凉血去瘀、祛风、解毒的药物，女性若随月经周期而发者，还应配合调经药内服。当今治疗痤疮的中草药面膜或"倒膜法"也是清热、祛风、渗湿的外治方法之一。又如黄褐斑的发生多与肝、脾、肾三脏功能失调有关，因肝肾亏损、气血不和、脉络不畅、内热便秘、血液瘀滞于颜面而成斑或血虚不荣所致，治疗时多从疏肝、益肾、健脾、调经入手，并辅以活血化瘀药而获效。再如扁平疣的发生，则由正气不足、抗病力下降、气血不和、腠理不密、复感外邪所致，治疗应选用清热解毒、补气固表、化瘀、生肌的药物。总之，扶正祛邪是颜面美容的最佳方法，若辨证论治，定能收到预期疗效。好出于面部的黄褐斑、面部扁平疣和面部痤疮等，病虽小，但影响美容，对患者的精神情绪影响较大。同时又是常见而又难以治愈或治愈后又易复发的疾病，所以本书收载的验方多用内服兼外敷和坚持连续用药的治疗方法。

临床实践证明，中草药对美容有较好的疗效。同时，由于中草药具有药物易找、使用简便和花钱少等优点，因此深受群众喜爱。为了继承和发掘中国医药学遗产，使中草药在美容养颜方面更好地为人类健康服务，我们本着安全、有效、简便、经济和药物易找的原则，选择了民间常用而且疗效较好的中草药，结合临床经验，并参考有关文献资料，编著成这本《美容中草药识别与应用》。

当前，"保护自然资源，保持生态平衡，就是保护人类自己"的观点已成为越来越多的国家和人民的共识。因此，希望在开发利用中草药时要注意生态平衡，保护野生资源和物种。对疗效佳、用量大的野生中草药，应逐步引种栽培，建立生产基地，建立资源保护区，有计划地轮采，使我国有限的中草药能不断延续，为人类造福。

由于编者的水平有限以及受到客观条件的限制，书中难免存在不足之处，欢迎读者提出宝贵意见。

黄燮才
2016年10月

◆编写说明◆

1. 品种：本书收载美容中草药80种。每种按名称（别名）、来源、形态、生境分布、采收加工、性味功效、用量、禁忌、验方等项编写。目录的编排按中草药名称的第一个字的笔画多少为顺序。

2. 图片：每种中草药均有形态逼真的彩色图片。除小型草本拍摄全株外，木本、藤本和大型草本只拍摄有代表性的局部，用局部的枝叶、花或果来表现全体，因此在看图时，应对照形态项的描述，通过图文对照，提高识别能力。少数中草药还配有药材彩色图片。

3. 名称：中药原则上采用《中华人民共和国药典》、部颁标准或省（自治区）地方标准所用的名称，草药一般采用多数地区常用名称，以求药名逐步统一。

4. 学名：每种中草药在来源项中只选择1个符合国际命名法规的学名（拉丁学名）。

5. 验方：中西医病名均予采用，所列使用分量可供参考，使用时可根据药物性能和患者体质强弱、病情轻重、年龄大小、发病季节、所处地域等具体情况进行加减，做到辨证论治。凡不明症状或病情严重的，应及时请医生诊治，以免贻误病情。对有毒药物，用量尤须慎重，以免发生不良作用。

水煎服：指用清水浸过药面约2 cm煎药，煎好后滤出药液再加清水过药面复煎，2次药液混合作为1日量，分2～3次服用；病情紧急的，则1次顿服。煎药容器以砂锅为好，忌用铁器。

先煎：矿物类、介壳类（如龟板等）应打碎先煎，煮沸约10分钟后，再下其他药同煎。

后下：气味芳香的药物（如薄荷、砂仁等）宜在一般药即将煎好时下，再煎4~5分钟即可。

布包煎：为了防止煎药后药液浑浊及减少对消化道及咽喉的不良刺激，有些药物（如灶心土、旋覆花等）要用纱布包好再放入锅内煎煮；或先煎去渣，然后再放入其他药同煎。

另炖或另煎：某些贵重药物（如人参、鹿茸等），为了尽量保存有效成分，以免同煎时被其他药物吸收，可另炖或另煎，即将药物切成小片，放在加盖盅内，隔水炖1~2小时。

另焗：含有挥发油，容易出味，用量又少的药物（如肉桂等），可用沸开水半杯或用煎好的药液趁热浸泡并加盖。

冲服：散（粉）剂、小丸、自然汁及某些药物（如三七末、麝香、竹沥、姜汁、蜜糖、白糖或红糖）等，需要冲服。

烊化（溶化）：胶质、黏性大且易溶的药物（如阿胶、鹿胶、龟胶、饴糖等）与其他药物同煎，则易粘锅煮焦，或黏附于其他药物，影响药物有效成分溶解。用时应在其他药物煎好后，放入去渣的药液中微煮或趁热搅拌，使之溶解。

烧存性（煅存性）：将药物加热至焦化呈黑褐色，中心部分尚存留一点深黄色叫做"存性"，千万不能将药物烧成白灰，以致失去药效。

6．计量：形态项的长度按公制用m（米）、cm（厘米）和mm（毫米）。验方中的重量换算如下：1斤（16两）＝500克，1两＝30克，1钱＝3克。液体按1斤＝500毫升。验方的用量，除儿科疾病外，均按成人量，儿童用时应酌减，一般用量如下：1~2岁用成人量的1/5，2~3岁用成人量的1/4，4~7岁用成人量的1/3，8~12岁用成人量的1/2。凡药名前冠有"鲜"字的，是指新鲜的药物，其他均为干燥药，如改为鲜药，一般用量可加倍。外用量可根据药物性能和病情等的不同情况灵活决定。

◆影响美容的主要疾病简介◆

痤疮（青春痘、粉刺）：是主要发生于青春发育期的男女面部及胸背部的毛囊及皮脂腺的慢性炎症性皮肤疾病，形成粉刺（挤之为碎米粒样的白色粉质）、丘疹、脓疱、结节、囊肿等损害，部分还有瘢痕。青春期过后，大都自然痊愈。

黄褐斑（肝斑、黧黑斑、蝴蝶斑、面黑干疱、面黯）：是发生于颜面部位的常见色素沉着性皮肤病，为形状不一、大小不等的黄褐色、暗褐色或深咖啡色的色素沉着的斑片。边界清楚，表面平滑，无鳞屑，没有什么感觉，常对称分布于颊部呈蝴蝶形。男女均可发生，以女性较多，多与女性激素代谢失调有关，如月经不调、妊娠、人工流产后、口服避孕药、日光暴晒、体质虚、内热便秘、肝肾疾病、甲状腺手术、子宫及卵巢手术引起。

雀斑：其色或黄或黑，碎点无数，由火郁血分、风邪外搏而成。

酒渣鼻：皮损以鼻尖、眉间、面部较多。多发生于青壮年期。初期为阵发性红斑，皮肤潮红，伴有毛细血管扩张，表面油腻光滑。以后在红斑基础上发生少数红丘疹，有的形成脓疱或豆大坚硬丘疹，有轻度瘙痒，后期鼻尖部结节增多，肥大变厚，形成鼻赘。

扁平疣：颜面部生绿豆或米粒状大小赘生物，无甚痛。中医认为是气血失和、腠理不密、外邪侵袭、凝聚皮肤的缘故。现代医学认为是由乳头多瘤空泡病毒引起。

白癜风（白驳风）：多发生于颜面、四肢或躯干，皮肤上出现圆形、椭圆形或不规则形的大小不定的白色斑片，白斑内毛发也变白，边缘常绕一色素加深带，有的白斑内有色素沉着。

丹毒（抱头火丹、流火）：多在面部或小腿出现略高于皮肤表面的红色片状水肿，边缘明显，表面绷紧发亮，有时有水泡出现，压痛，局部淋巴结肿大。

汗斑（花斑癣）：初起斑点游走，略带灰色，微发亮，边缘较清楚，有点像衬衣上的汗渍。如斑点增多和扩大，则蔓延成片，无痛苦，有微痒，其色变为灰褐色或深褐色，多发生于夏季，入冬后多能自行消退。

体癣：发生在面部、颈、躯干及四肢，皮损为铜钱形红斑，边缘清楚，边缘及四周有丘疹、水泡、结痂及鳞屑，自觉瘙痒。

头癣（秃疮、癞头疮）：通常分白癣和黄癣。白癣：初时为毛囊性丘疹，有灰白色鳞屑，在头皮上有单个或数个圆形或不规则形大片灰白色鳞屑斑，患处常有痒感，头发失去光泽。黄癣：初时以毛囊为中心出现黄红色小点，继之扩大增厚形成黄色、棕色或灰色痂皮，自觉瘙痒，头发失去光泽，逐渐脱落。

斑秃（油风）：头部突然发生斑状秃发，初为圆形或椭圆形斑状脱发，多无自觉症状，头皮光亮，境界清楚，严重者可累及全头部，头发大部或全部脱落（全秃）。

腋臭（汗臭、体气、狐臭）：由腋下的腺体分泌一种黄色带狐臭气味的汗液引起。轻者不出汗时几乎没有臭气发生，重者有特殊臭气，令人不可相近。多在发育期以后发生，至老年狐臭则逐渐减轻。

银屑病（牛皮癣）：多发于头皮，患处为边缘明显的红斑，其上有多层银白色鳞屑，剥去鳞屑，有红色或暗红色发亮薄膜，剥去薄膜有针尖状小出血点，有痒感。

麦粒肿（针眼）：初时为一小硬结，微有痒痛，以后红肿疼痛，逐渐形成脓头，出脓后疼痛减轻，重症常侵入眼睑，成为睑脓肿，常伴有淋巴结肿大。

睑缘炎（眼边红）： 自觉患部奇痒、涩痛、发干，看东西后症状加重，睑缘、睫毛毛囊周围皮肤发红、脱屑、糜烂、溃疡或结黄痂，日久导致睫毛乱生。

急性结膜炎（暴发火眼、红眼）： 患眼发痒，有异物感或灼热感，重者有怕光、流泪及眼睑重垂。角膜发生浸润及溃疡，有多量黏液或脓性分泌物附着睑缘，影响睁眼。急性结膜炎如果没有彻底根治则会引起慢性结膜炎，会有自觉眼痒、干涩、异物感、视物易疲劳等症状。

口臭： 是口中臭秽的一种症状，由口咽部炎症以及胃肠消化功能异常造成。

便秘： 主要症状是排便困难，下腹部有胀感，或随时有想要排便的感觉，往往几天才有一次大便。大便干燥坚硬，秘结不通，很不畅快，并有腹胀、口苦、食欲不好、头痛等症状。

失眠： 主要症状有头晕、头痛、多梦、精神萎靡、易倦、注意力不集中和记忆力减退等，间有眼花、耳鸣、腰酸背痛、男性遗精或早泄。

贫血： 主要症状是头晕眼花，心跳，疲乏，胃口不好，颜面苍白。

红斑性狼疮： 面部出现蝶形红斑，伴有脱发、乏力、食欲不振、大便秘结。皮疹主要发生在面部，亦可发生在头皮、口唇、耳廓、颈背等部位，初为红色或淡红色、黄豆大小、境界清楚的斑片。

研究发现，人们的眼、耳、鼻、口、面、发等驻颜术与体内内分泌变化、失眠、便秘、贫血以及月经不调等因素有密切关系。本书除了月经不调没有收载验方外（月经不调的验方可参考《妇科病中草药原色图谱》，黄燮才主编，广西科学技术出版社2001年1月出版），其他影响美容的主要疾病均有验方供参考。由于上面介绍的疾病能影响美容，且发病率高，必须辨证论治才能取得好的疗效。

近年来，肥胖〔体重超过标准体重20％以上称为肥胖，标准体重（kg）＝（身高−100）×0.9〕被认为是一种影响美容的慢性疾病，除

3

影响身心健康外，肥胖还增加了高血压、高脂血症、糖尿病、动脉硬化性心脑血管病的发病率和死亡率。

我们认为，体型的肥瘦孰美，各人观点不一，只要不是病态的，都各有其美。

◆目　录◆

人 参

▶**来源** 五加科植物人参 *Panax ginseng* C. A. Mey. 的根（人参）、叶（人参叶）。

▶**形态** 多年生直立草本，通常高30～60 cm。主根圆柱状或纺锤形，肉质，通常直径1～3 cm，淡黄色或淡黄白色，下端常分叉，顶端有根茎（俗称芦头），短而直立，野生者根茎长。茎圆柱状，单生，无毛，基部有宿存鳞片。叶为掌状复叶，3～5枚轮生于茎顶，小叶3～5片；小叶片椭圆形或长圆状椭圆形，长8～12 cm，宽3～5 cm，中央小叶较大，侧生小叶依次变小，边缘有锯齿，齿有刺状尖，上面脉上疏生长约1 mm刚毛，下面无毛。花淡黄绿色；伞形花序单个生于枝顶，通常有花30～50朵；总花梗长15～30 cm；花梗长0.8～1.5 cm；花瓣5片；雄蕊5枚。果实扁肾形，长约5 mm，宽约7 mm，鲜红色。种子肾形，乳白色。花、果期6～8月。

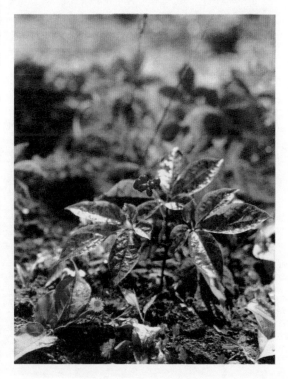

▶**生境分布** 生于以红松树为主的针叶阔叶混交林及阔

叶林下排水良好、腐殖质层肥厚处，或栽培。分布于我国黑龙江、辽宁、吉林，河北、山西、宁夏有引种栽培；俄罗斯、朝鲜也有分布，日本有引种栽培。

▶**采收加工** 秋季采收，除净泥土，晒干或烘干，为生晒参；经糖汁浸制后干燥的为糖参；蒸熟后干燥的为红参；野生的为山参；栽培的为圆参。叶于秋季采收，晒干或烘干。用时洗净，人参切薄片，人参叶切碎。

▶**性味功效** 人参：甘、微苦，平。大补元气，复脉固脱，补脾益肺，生津，安神，抗肿瘤，抗衰老。人参叶：苦、甘，寒。补气，益肺，祛暑，生津，抗衰老。

▶**用量** 3～10 g。

▶**禁忌** 不宜与藜芦同用。

▶**验方** 1. 面部黄褐斑，常伴有燥热，口渴，口苦，饮水较多，汗多或手足出汗，面部皮肤呈油性，色泽鲜明：人参10 g（另包，焗冲服），柴胡、知母各15 g，石膏30 g（另包，先煎），甘草6 g。水煎服。同时取硫黄6 g，密陀僧、白附子各3 g，共研细末，用黄瓜蒂蘸药末擦患处，每日擦1次。

2. 面部黄褐斑，短气乏力，口干纳少，形瘦，面部皮肤干枯不荣：人参10 g（另包，焗冲服），麦冬、淡竹叶各15 g，石膏30 g（另包，先煎），法半夏、甘草各6 g。水煎服。同时取硫黄12 g，白附子、密陀僧各6 g，共研细末，用黄瓜蒂蘸药末擦患处，每日擦1次。

3. 白癜风：人参叶、黄芪、生地黄、当归、淫羊藿、菟丝子、补骨脂各等量。共研细末，每次服6 g，每日服3次，开水送服。同时取补骨脂60 g，用75%酒精200 ml浸泡10日后，取浸液擦患处，每日擦1～2次，并配合晒日光。

4. 脱发：人参、当归、丹参各15 g，黄芪30 g，桃仁、红花各10 g，川芎、干姜各6 g，侧柏叶60 g。共加入75%酒精浸泡过药面，浸15日后用，每次取浸液涂擦患处，每日涂3次，连续用药60～90日。忌酒及酸、辣食物。同时取侧柏叶、生地黄、熟地黄、制何首乌各

15 g，水煎服。

5. 妇女面色苍白或萎黄，心悸失眠，月经后错：人参（另包，焗冲服）、当归、白术各10 g，黄芪、白芍、茯苓、熟地黄各15 g，五味子、远志、甘草、陈皮各6 g，桂心3 g（另包，焗冲服），大枣5枚，生姜3片。水煎服。

6. 妇女面色萎黄，头晕眼花，月经量少而色淡：人参（另包，焗冲服）、当归各10 g，山药、茯苓、熟地黄、白芍各15 g，川芎5 g。水煎服。

7. 神经衰弱，面色无华，失眠健忘，心悸，自汗：人参（另包，焗冲服）10 g，酸枣仁（炒）15 g。水煎服。

三 七（田七、参三七、人参三七）

▶来源　五加科植物三七 *Panax notoginseng*（Burk.）F. H. chen ex C. Chow 的根。

▶形态　多年生直立草本，通常高30～60 cm。主根倒圆锥形或短圆柱形，肉质，长2～6 cm，直径1～4 cm，黄绿色或黄棕色，有数条支根，顶端有短的根茎。茎圆柱形，无毛。叶为掌状复叶，3～6枚轮生于茎顶，小叶3～7片；小叶片椭圆形或倒卵状长圆形，先端尖，基部狭，边缘有锯齿，齿间有刺状毛，两面沿叶脉密生刚毛，下面的毛较稀。花黄白色；伞形花序单个生于枝顶，有花80～100朵或更多；花梗有微柔毛；花瓣5片；雄蕊5枚。果实肾形，长约9 mm，成熟时红色。种子近球形，种皮白色。花、果期6～10月。

▶生境分布　生于林下，或栽培于山坡人工荫棚下。分布于我国广西、云南，浙江、江西、湖北、福建、广东等省有引种栽培；越南也有引种栽培。

▶采收加工　秋季花开前采收，除净泥土，洗净，晒干。用时洗净，切薄片或捣碎。

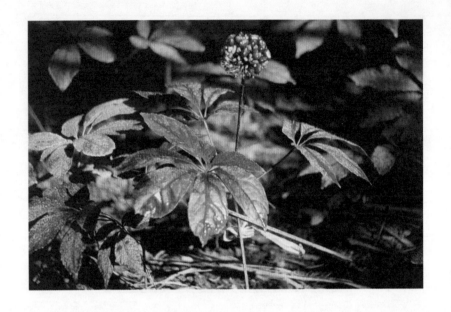

▶**性味功效**　甘、微苦，温。散瘀止血，消肿定痛，降脂，抗菌，改善微循环。

▶**用量**　3～10 g。

▶**禁忌**　孕妇慎用。

▶**验方**　1. 面部生寻常疣，米粒大小或绿豆大小：三七120 g。研细末，每次服2 g，每日服2次，白开水送服，连服30日。同时取板蓝根（或马蓝根）60 g，水煎洗患处，每日洗3次。

2. 面部生疮（无名肿毒、痈疽）：三七适量。研细末，每次取3～6 g，用米醋调匀涂患处，每日涂数次。同时取金银花、野菊花、一点红、毛冬青根（或叶）各15 g，水煎服。

3. 贫血，面色无华，身体虚弱：三七250 g。研细末，每次取6～10 g，与鸡肉或猪肉适量炖服。或用鸡油将三七炸黄后，研细末，用肉汤送服或用温开水送服，每次服6 g，每日服1～2次。

三仙丹（升药、红粉）

▶**来源**　为水银、白矾、火硝炼制而成的汞制剂（粗制氧化汞）。

▶**性状**　浅黄色的无晶形细粉或结块。质重，无臭，无味。溶于稀盐酸，不溶于水及酒精。本品置空气中不变质，但遇日光其色变深。热至200℃变红色，热至600℃则分解成汞和氧。

▶**生境分布**　湖北、湖南、江苏、河北等省均有分布。

▶**采收加工**　取等量的白矾、火硝、水银。先将白矾、火硝（又名硝石）放入乳钵内研细，再加入水银擂至不见水银星为止。倒入锅中，上面覆盖瓷碗，缝隙用湿纸包封，外面再用盐水和黄土调成糊状密封，以防泄气。碗底处放棉花团，以测火候。开始用慢火，烧1～2小时，至碗底棉花变成黄褐色即炼成。将锅移出放冷，除去锅上黄土，揭碗。将附着碗底内的一层橙色结块刮下，装瓶备用。

▶**性味功效**　辛，燥；有剧毒。杀菌，拔毒，去腐，生肌敛口。

▶**用量**　本品毒性极大，只作外用，外用微量。

▶**禁忌**　本品毒性极大，不内服。本品腐蚀性也较强，外用亦宜微量，不得久用。应按《剧毒药管理规定》存放。

▶**验方**　1. 酒渣鼻：①三仙丹、薄荷脑（研细末）各等份，香脂适量，共调匀成膏擦患处。每日早晚各擦1次。②三仙丹5 g，冰片、薄荷脑各4 g，香脂100 g。先将三仙丹分成2份（每份2.5 g），其中一份加入冰片中，另一份加入薄荷脑中，分别研细末。然后将三仙丹和冰片的细末加入香脂中调匀，再将三仙丹和薄荷脑的细末加入拌匀即成。将患部清洗，再薄薄涂药膏一层，每日早晚各涂1次。

2. 痤疮：三仙丹、轻粉各3 g，大风子（去皮）、大麻子（去皮）各10个。共研细末，香油或茶油调匀敷患处，每日3次。

3. 癞痢头：三仙丹、大风子油各适量。将三仙丹研细末，与大风

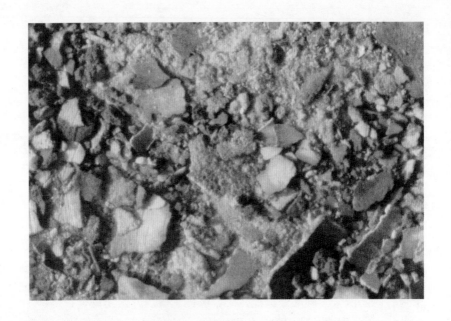

子油共调匀涂患处，每日2～3次。

4. 白癜风：三仙丹、硫黄各等量。共研细末。先将消毒棉球放入醋内湿润后，再用此棉球蘸药末涂擦患处。

5. 疥癣，顽癣，湿疹：三仙丹、硫黄、白芷、樟脑、蛇床子各等份。共研末，擦患处，每日3次。

土 大 黄 (红筋大黄)

▶**来源** 蓼科植物红丝酸模 *Rumex chalepensis* Mill. 的根。

▶**形态** 多年生直立草本，高0.5～1 m。根肉质肥大，圆锥状，表面土黄色，切断面淡黄色。茎圆柱状，无毛，有纵向沟纹。单叶，基生叶丛生状，有长柄，叶片卵状椭圆形，叶脉红色，边缘全缘，两面均无毛，下面常有瘤状小突起，先端钝或短尖，基部心形；茎生叶互生，有短柄，叶片较小，卵状披针形，叶脉红色，茎上部叶渐小，几无柄；托叶膜质。花淡绿色；圆锥花序生于枝顶，花枝由叶丛间抽出；花被6片；雄蕊6枚。果实卵形，有3棱，成熟时茶褐色或紫褐色。花、果期夏、秋季。

▶**生境分布** 栽培，或野生于湿润的山谷、山脚、沟边。分布于我国河南、山东、江苏、浙江、江西、安徽、福建、台湾、湖北、湖南、广东、广西、海南、四川。

▶**采收加工** 秋季采收，趁鲜切片，晒干。用时洗净，切碎。

▶**性味功效** 辛、苦，凉。清热凉血，抗菌消炎，通便，解毒，消肿。

▶**用量** 10～15 g。

▶**验方** 1. 嘴唇生疮：①土大黄（或大黄）20 g，绿豆粉（炒研粉）12 g，丁香10粒（研粉）。共研细末，用水调匀涂足心。②鲜土大黄、鲜大青叶（或马蓝叶）各等量。共捣烂取汁洗患处，每日3次。

2. 暴发火眼：土大黄15 g。水煎服。同时用煎液熏洗患眼。

3. 便秘：①土大黄10～30 g。水煎服。②土大黄、肾蕨的块茎各10 g。水煎服。③土大黄25 g。水煎，兑生菜油15 g内服。

4. 癣癞：土大黄（或大黄）100 g（捣烂），白芥子（研细末）

25 g。用醋适量调匀擦患处。

5. 汗斑：土大黄（或大黄）适量。捣烂，加生盐少许，擦患处。

6. 面部痤疮：土大黄、丹参、生地黄、甘草各30 g，大黄15 g。水煎服，每日1剂，连服30～60日。湿热型痤疮上方去大黄，加佩兰、藿香各10 g，薏米30 g，茯苓15 g，同煎服。热重痤疮，上方加槐花、丹皮各10 g，同煎服。同时取大黄、硫黄各等量，共研细末，每次取适量，用凉开水调匀涂患处，每日涂1～2次。

7. 脂溢性皮炎，面部及全身出现红色斑疹，大便秘结，小便黄：土大黄（或大黄）500 g，冰片20 g。用米醋750 ml浸泡15日后，先用75%酒精消毒患处，再涂上浸液，每日涂3～4次，连用30日。同时取金银花、毛冬青（根或叶）各30 g，水煎代茶饮。

土 荆 皮（土槿皮）

▶来源　松科植物金钱松 *Pseudolarix amabilis*（Nelson）Rehd. 的根皮或近根树皮。

▶形态　落叶乔木，高达40 m。树干直，树皮粗糙，赤褐色，裂成不规则鳞片状的块片。枝条轮生，平展，嫩枝无毛。小枝有长短的区别，长枝上有叶痕，短枝呈棍棒状，表面有环纹密接。单叶，叶片条形或线形，稍呈镰状弯曲，长2～5.5 cm，宽1.5～4 mm，先端尖，基部狭，上面绿色，下面蓝绿色，中肋隆起，每边有5～14条气孔线组成的气孔带，长枝上的叶片螺旋状着生，有短柄，短枝上的叶片簇状密生，每15～30片开展成圆盘形，秋后变成金黄色，故名金钱松。花黄色，单性，雌雄同株；雄蕊多数，螺旋状着生；雌球花单生，有短柄。球果卵球形，长约7 cm，宽约5 cm，由多数种鳞聚生而成，成熟时淡褐色，每个种鳞有2粒种子；种子斜卵形，顶端有翅。花、果期4～10月。

▶**生境分布** 栽培植物。分布于江苏、浙江、江西、安徽、福建、湖北、湖南、四川等省。

▶**采收加工** 立夏前后采收，洗净，晒干。用时洗净，切丝或切碎。

▶**性味功效** 辛，温；有毒。杀虫，止痒。

▶**用量** 只作外用。

▶**验方** 1. 酒渣鼻：土荆皮75 g，硫黄、白鲜皮、大风子、地肤子、斑蝥各25 g，烟膏15 g，蜈蚣10条，雄黄、百部各13 g，蛇床子、冰片各8 g，蟾酥5 g。先将土荆皮、地肤子、白鲜皮、大风子、百部、蛇床子、烟膏、硫黄、冰片一起放入1.3 kg米醋内浸泡10日，10日后将斑蝥、蜈蚣、雄黄、蟾酥一起用布袋装好放入米醋浸液内浸泡5日，然后取出装药的布袋，将布袋内的药物取出捣碎后，再装回原布袋，并将此药布袋放入95％酒精（以浸过药面为度）内浸泡25日，最后将醋浸液和酒精浸药液合并调匀后使用，此药液剧毒，严禁内服，严禁入眼。用时每次取药液约7 ml，用小毛笔蘸药液涂患处（只涂皮损处），连续涂（每次用药液量

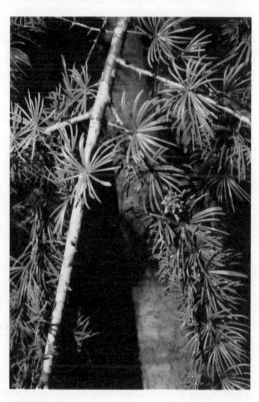

不能超过8 ml），每隔15日涂1次。患处涂药后感觉痛、发麻、起泡、流水（淌出的水注意不要流经好的皮肤，否则会起泡），淌水后不要撕破皮肤，待其自行结痂和自行脱落，脱落后再涂第二次药液，如法涂至愈。同时取白花蛇舌草、生地黄、枇杷叶、鱼腥草、地骨皮、桑白皮各15 g，甘草10 g，水煎代茶饮。

2. 牛皮癣：土荆皮、海桐皮、大黄（或土大黄）、石灰各15 g，雄黄、轻粉各10 g。共研细末，放入有牛胆汁的牛胆内阴干，调茶油涂患处。患处不要沾水。坚持涂完1剂药末。

土 茯 苓（禹余粮、光叶菝葜）

▶来源　百合科（或菝葜科）植物土茯苓 *Smilax glabra* Roxb. 的根状茎。

▶形态　攀缘灌木。地下根状茎呈不规则结节状，肥厚，粗2～5 cm，长5～20 cm，深入土中，长可达1 m，表面暗褐色，切断面淡红白色，粉质。茎细长圆柱形，无刺，光滑无毛。单叶互生；叶片狭椭圆状披针形或狭卵状披针形，长6～12 cm，宽1～4 cm，先端尖，基部钝或宽楔形，边缘全缘，下面淡绿色，有时带苍白色，两面均无毛；叶柄长0.5～1.5 cm，粗2～3 mm，有狭翅，基部有卷须2条。花绿白色或淡黄色，明显六棱状球形，直径约3 mm；伞形花序通常单个生于叶腋；总花梗明显短于叶柄，长1～5 mm，粗2～3 mm；花序托膨大，直径2～5 mm；花被片6片，分离，外面3片扁圆形，兜状，背面中央有纵槽，内面3片近圆形；雄蕊6枚。果实近球形，直径7～10 mm，成熟时由红色至紫黑色，外面有粉霜。花、果期7～12月。

▶生境分布　生于山坡草地、路边、林边、疏林中、灌丛中、山谷、沟边、河岸。分布于我国甘肃、山东、河南、江苏、浙江、江西、安徽、福建、台湾、湖北、湖南、广东、广西、海南、四川、云

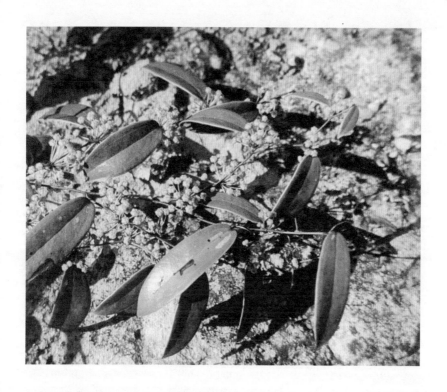

南、贵州；越南、泰国、印度也有分布。

▶**采收加工** 秋季采收，除去须根，洗净，晒干或趁鲜切片晒干。用时洗净，切片或切碎。

▶**性味功效** 甘、淡，平。除湿，解毒，通利关节，利尿，镇痛，抗炎，抗肿瘤。

▶**用量** 15～60 g。

▶**验方** 1. 银屑病（牛皮癣），伴有大便干，小便黄，皮损红，脱屑发痒：土茯苓30 g，白鲜皮、重楼（或七叶一枝花）、金银花（或金银花藤）、板蓝根（或马蓝根）各15 g，威灵仙10 g，山豆根（广豆根）、甘草各6 g。水煎服，每日1剂。连服至愈。

2. 脓疱性银屑病（脓疱性牛皮癣）：土茯苓、菝葜（金刚头、金刚刺）各60 g，乌梅30 g，甘草10 g。先将土茯苓、菝葜、乌梅用水浸渍24小时后，再加入甘草同煎服，每日1剂，连服30～60日。服药期间忌饮茶。同时取蛇蜕1条，蜂房1个，全蝎2条，放入300 ml米醋内浸渍24～30小时后，取浸液擦患处，每日擦1～2次。

3. 斑秃，伴有头皮痒，影响睡眠：土茯苓、薏米各30 g，苍术、金银花（或金银花藤）、黄芩各15 g，白鲜皮、白蒺藜、地肤子、车前子（布包煎）各10 g。水煎服，每日1剂，连服90～120日。同时取斑蝥15 g，生姜500 g，闹羊花300 g，加入6000 ml 75%酒精中浸渍1～2日后，取药液擦患处，如在擦药前先用七星针刺患处效果更好。

大　枣 (红枣、枣子)

▶来源　鼠李科植物枣 *Ziziphus jujuba* Mill. 的成熟果实。

▶形态　落叶小乔木或灌木。幼枝常呈"之"字形曲折状，无毛；有两个托叶状硬刺，一长一短，长刺长达3 cm，粗直，短刺长4～6 mm，下弯。单叶互生；叶片卵形或卵状椭圆形，长2～6 cm，宽1.5～4 cm，先端尖，基部偏斜，边缘有锯齿，两面均无毛或下面沿脉有微毛；叶柄短。花黄绿色或黄色；2～8朵组成聚伞花序或单朵生于叶腋；花梗无毛；花萼无毛，5裂；花瓣5片；雄蕊5枚。果实卵形或长圆形，长2～3.5 cm，直径1.5～2 cm，无毛，成熟时红色后变红紫色，果肉厚，味甜，果核纺锤形，两端尖。花、果期4～9月。

▶生境分布　生于丘陵、山区、平原或栽培，性耐干旱。分布于我国吉林、辽宁、甘肃、新疆、陕西、山西、河北、河南、山东、江苏、浙江、江西、安徽、湖北、湖南、广东、广西、海南、四川、云南、贵州；俄罗斯、蒙古、日本及欧洲、美洲也有栽培。

▶采收加工　秋季采收，将枣从树上打落，烘烤至皮软，再晒干。用时洗净。

▶性味功效　甘，温。补中益气，养血安神，退紫癜。

▶用量　6~15 g。

▶验方　1. 非血小板减少性紫癜（一般包括单纯性紫癜和过敏性紫癜）：大枣250 g，甘草30 g。水煎，1日分3次饮汤吃枣。或生大枣洗净后内服，每次吃10枚，每日吃3次，直至病愈（一般每人约吃1 kg大枣）。

2. 过敏性紫癜：大枣适量。洗净，隔水蒸，去核，每次嚼服10枚，每日3次，10日为1个疗程；或大枣120 g，水煮吃，连吃1个月为1个疗程。

3. 虚烦不眠：大枣5枚，浮小麦30 g，百合10 g。水煎服。

4. 贫血衰弱，精神萎靡，面色无华：①大枣10枚。加水1大碗煎至半碗，分2次服。每次送服皂矾（青矾）0.5 g，每日1剂。②大枣10枚，仙鹤草20 g。水煎，分3次服，每日1剂。

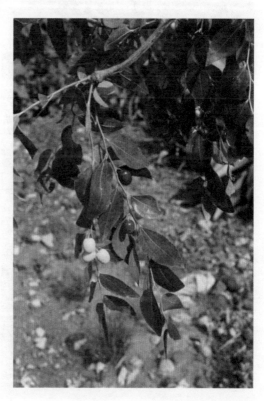

5. 急性结膜炎，睑缘炎：大枣2枚，白矾1.5 g。白矾研细末，纳入去核的2枚大枣内，用线捆缚，置无烟炭火上烤成赤褐色后，将2枚大枣放入小茶杯内，加水30 ml，蒸20分钟即可。用消毒棉球蘸药液滴眼内，每日滴数次。同时取金银花、菊花（或野菊花）、玄参、荆芥、防风各10 g，大黄、甘草各6 g。水煎服。

大　蒜（蒜头、大蒜头）

▶**来源**　百合科（或石蒜科）植物蒜 *Allium sativum* L. 的鳞茎。

▶**形态**　多年生直立草本。全株有蒜气味。鳞茎扁球形，由6～10枚肉质小鳞瓣紧密排列组成，全部包于银白色或淡红色或紫红色膜质鳞被内。单叶基生；叶片肉质，扁平带形或条状披针形，绿色或灰绿色，长达50 cm，宽达2.5 cm，先端长渐尖，边缘全缘，两面均无毛。

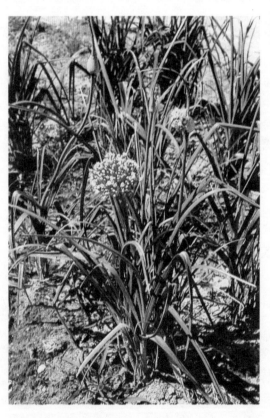

花淡红色或白色；伞形花序生于花茎顶端，花茎圆柱形，实心，高达60 cm；花序有密的珠芽，间有数花；花序下有膜质苞片1～3片，淡绿色；花被片6片；雄蕊6枚。蒴果。种子黑色。大蒜少见结实而为淡红色的珠芽所代替，多用鳞瓣进行繁殖。花、果期夏季。

▶**生境分布**　栽培植物。全国各地有分布；世界各地也有栽培。

▶**采收加工**　春季采收，挂在高处阴干，生用。用时剥去鳞被（外皮），切开或捣烂。

▶**性味功效**　辛，

温。抗菌消炎，温脾和胃，杀灭霉菌，抗血凝，抗氧化，降血脂，抗肿瘤。

▶**用量**　6～15 g。

▶**禁忌**　胃溃疡者慎服。

▶**验方**　1. 斑秃，汗斑，铜钱癣：生大蒜数瓣。横切成两半，涂擦患处，每日擦3～5次，每次擦5分钟左右。

2. 癞痢头：生大蒜适量。捣烂，加植物油（茶油、花生油、桐油或菜油）适量，调成糊状，敷患处，每日敷2～3次。敷药前先剃去患处头发，并洗净患处。

3. 牛皮癣：生大蒜、生韭菜各等量。共捣烂成泥，烘热，擦患处，每日擦1次。

4. 汗斑：生大蒜3瓣。捣烂如泥，擦患处至发热并伴有轻微痛为度，每日擦1～2次。

5. 寻常疣：生大蒜2瓣。捣成糊状，用75％酒精消毒疣体后，再用消毒刀剪去疣头部（以见血为度），将蒜糊敷上，用胶布包盖，一般5～6日疣体脱落。或将生大蒜切开涂擦疣体，每日擦7～8次，连续用药30日，疣体脱落。

6. 头部白癣：生大蒜适量。捣成浆，用消毒纱布滤去渣，取滤液，用棉球蘸此大蒜液擦患处，每日早晚各擦1次。擦药前先剃头，并用温肥皂水洗头。

大 风 子

▶**来源**　大风子科植物泰国大风子 *Hydnocarpus anthelminticus* Pierre ex gagnep. 的成熟种仁（大风子仁）、种子油（大风子油）。

▶**形态**　常绿乔木，高6～20 m。小枝无毛，节部稍膨大。树干通直，圆柱状。单叶互生；叶片卵状长圆形或卵状披针形，长10～30 cm，宽3～8 cm，边缘全缘，两面均无毛，干后下面通常赤褐色；

叶柄无毛。花黄绿色或红色，雌雄异株。雄花：通常2～3朵排成假聚伞花序或总状花序，长约4 cm，生于叶腋；萼片5片，两面有毛；花瓣5片，长1～1.5 cm；鳞片5片，与花瓣近等长，边缘有毛；雄蕊5枚。雌花：单朵或2朵簇生于叶腋；花梗无毛；萼片、花瓣、鳞片与雄花同；退化雄蕊5枚，无花药。果实球形，直径8～12 cm，果梗初时密生黑色毛，后逐渐脱落近无毛，成熟时红色，外果皮木质，内有多数种子。种子略呈多角形，外种皮角质。花、果期9～11月。

▶生境分布　生于林中或栽培。我国台湾、海南、云南、广西有栽培；柬埔寨、泰国、越南、印度、印度尼西亚、马来西亚等地有分布。

▶采收加工　秋、冬季果实成熟时采收，晒干，打碎，剥去果壳和种壳，取种仁。用冷压法将种仁压油，或将种仁捣烂如泥，装在瓷罐内封固。放入沸水锅中，用文火（慢火）煮6～8小时，变黑色如膏状，即为大风子油。

▶性味功效　辛，热；有毒。燥湿，杀虫，攻毒，祛风，止痒。

▶用量　只作外用，忌内服。

▶验方　1.痤疮：大风子仁、核桃仁、水银、冰片各等份。将大风子仁和核桃仁共捣烂如泥，水银用唾液研开，冰片研末，然后混合共捣匀后，用布包住。先用肥皂水或清水洗净面部，取布包药轻擦患处，擦至皮肤发热、发红即可，每日擦1～2次。擦时不宜用力过猛，以免擦伤皮肤。同时取金银花、积雪草、广金钱草各15～30 g，水煎代茶饮。

2.酒渣鼻：①大风子仁20 g，核桃仁10 g，水银2 g。先将大风子仁和核桃仁捣烂如泥，再与水银（用唾液研开）调匀，用布（或两层药用纱布）包住，擦患处（擦前可先用清水洗净患处），每日擦2～3次。严禁入口、眼，用后洗手。同时取金银花、毛冬青叶（或野菊花）各15～30 g，水煎代茶饮。②大风子仁、蓖麻子仁、核桃仁、杏仁各15 g，水银6 g。水银用唾液研开与上药共捣烂研成泥状，用两层药用纱布包好擦患处，每日擦4～5次。严禁入眼、入口，用后洗手。

同时取金银花、岗梅根（或毛冬青根）各15～30 g，水煎代茶饮。③大风子仁、核桃仁各30 g，防风、樟脑各20 g，水银、冰片各5 g。捣烂，研细末，混合均匀，加植物油或凡士林适量调成糊状，每次用手指蘸药涂擦患处约3分钟，每日早晚各擦1次，严禁入眼、入口，用后洗手。④大风子仁、木鳖子仁、核桃仁、火麻仁、水银各9 g，樟脑6 g。先将前4味研细末后加入樟脑，最后加入水银混合均匀，用棉球蘸药末涂擦患处，每日擦3次。⑤大风子仁、木鳖

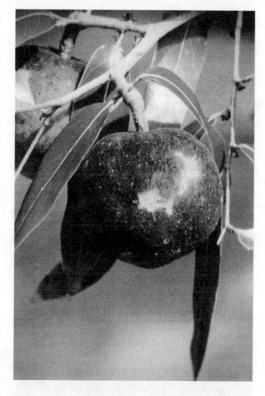

子仁、蓖麻子仁、核桃仁、樟脑、水银各10 g。先将前4味捣烂研细，然后加入樟脑、水银，再捣如泥，用布包好擦患处，每日擦3次。使用①～⑤方时严禁入眼、入口，用后均要洗手，还要注意防止水银中毒及出现水银过敏反应，为此，用药前，患者应做水银斑贴试验（即过敏试验）。

3. 牛皮癣：大风子仁、苦参各30 g，草乌、花椒、土荆皮（土槿皮）、雄黄、白矾、薄荷各20 g，樟脑15 g，冰片2.5 g。将上药放入1000 ml 75%酒精和330 ml清水中浸泡20～30日，取浸液涂擦患处，每日擦4～6次。

4. 体癣：大风子仁10 g，雄黄、硫黄各6 g，枯矾5 g。共捣细末，

用香油或凡士林适量调匀擦患处，每日擦1次。

5. 癞痢头：大风子油、红升丹（或三仙丹）各适量。将红升丹（或三仙丹）研细末，用大风子油调匀涂患处，每日涂2～3次。

大高良姜（红豆蔻姜、大良姜）

▶**来源**　姜科植物红豆蔻 *Alpinia galanga*（L.）willd. 的根状茎。

▶**形态**　多年生直立草本，高达2 m。根状茎肉质，呈扭曲圆柱状，长8～15 cm，直径2～3 cm，表面红棕色或暗紫色，有明显环节，节间长3～6 mm，节上有淡黄色或暗褐色鳞叶，断面淡黄色，有香气。茎粗壮，圆柱状。单叶互生；叶片长圆形或披针形，长30～50 cm，宽6～10 cm，边缘全缘，两面无毛或下面有长柔毛；叶柄短，长约6 mm；叶舌圆形，长约5 mm。花绿白色；圆锥花序生于茎顶，长20～30 cm，总轴密生短柔毛；苞片和小苞片通常宿存；萼筒长6～

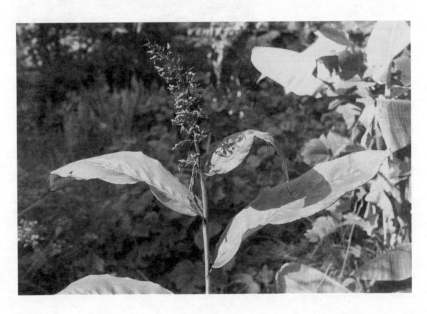

10 mm，宿存；花冠长约1 cm；唇瓣倒卵状匙形，长达2 cm，白色而有红线条，深2裂；发育雄蕊1枚，花丝长约1 cm，花药长约7 mm，药隔无附属体。果实长圆形，长1～1.5 cm，直径约9 mm，中部稍收缩，成熟时棕红色或枣红色，平滑无毛，顶端有宿存的萼管；种子3～6粒，多角形，黑色，芳香。花、果期5～11月。

▶**生境分布**　生于林下潮湿的沟边、山谷、灌木丛中、草丛中。分布于我国台湾、广东、广西、海南、云南；亚洲热带地区也有分布。

▶**采收加工**　冬末初春采收，洗净，切片，晒干。用时洗净，切碎。本种的成熟果实称红豆蔻。

▶**性味功效**　辛，温。温胃，散寒，止痛，抗癌。

▶**用量**　3～5 g。

▶**验方**　1. 黄褐斑，汗斑（花斑癣）：大高良姜30 g，米醋120 ml。将大高良姜捣碎，放入米醋内浸泡10小时后可用。用时先将患处用肥皂水洗净，擦干，再用消毒棉签蘸药液涂患处。每日2～3次。

2. 汗斑：①大高良姜（或红豆蔻）适量。捣碎，用纱布包好，蘸酸醋擦患处，每日2～3次。②大高良姜30 g，75%酒精100 ml。共浸泡24小时后，取浸液擦患处，每日擦数次。③大高良姜、地胆草各60 g。用米醋250 ml浸泡10日后用，每次取醋液适量，稍加温，擦患处，每日擦数次。

3. 手脱皮：大高良姜（或生姜）60 g，白酒150 ml。将大高良姜（或生姜）捣碎，放入白酒内浸泡24小时后，涂擦患处，每日2次，连续用药7日为1个疗程。

大花金银花（金银花）

▶**来源**　忍冬科植物大花忍冬 *Lonicera macrantha*（D.Don）Spreng.

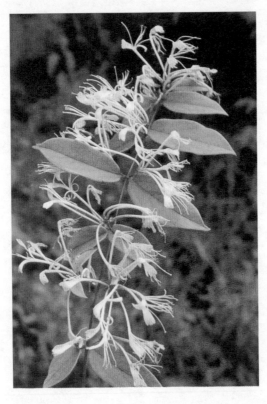

的花蕾或带初开的花、茎（金银花藤）。

▶**形态** 半常绿缠绕藤本。茎圆柱形，嫩枝红褐色，密生柔毛和开展的黄褐色长糙毛，毛长约 2 mm 以上，并散生短腺毛。单叶对生；叶片卵形、卵状长圆形或长圆状披针形，长 5～10 cm，宽 1.5～3.5 cm，边缘全缘，有长糙毛，上面中脉和下面叶脉均有长、短两种糙毛，并夹杂少数橘红色或淡黄色腺毛；叶柄密生开展的长糙毛和短糙毛，并散生短腺毛。花初开时白色，后变黄色，长 4.5～7 cm，成对生于叶腋，或在小枝顶密集成多节的伞房状花序；苞片披针形，长约 3 mm；小苞片卵圆形，长约 1 mm；苞片、小苞片和萼齿均有糙毛和腺毛；萼筒无毛或有短糙毛；花冠 5 裂成 2 唇形，外面有开展的糙毛、微柔毛和小腺毛，唇瓣里面有疏柔毛；雄蕊 5 枚，无毛。果实圆球形，直径约 1 cm，成熟时黑色。花、果期 4～8 月。

▶**生境分布** 生于山坡、灌丛中、林边、疏林中。分布于我国浙江、江西、福建、台湾、湖南、广东、广西、海南、四川、云南、贵州、西藏；越南、缅甸、印度、不丹、尼泊尔也有分布。

▶**采收加工** 花：夏季采收，晒干或用硫黄熏后晒干。用时洗净。茎：全年可采收，晒干或趁鲜切段晒干。用时洗净，切碎。

▶**性味功效**　甘，寒。清热解毒，抗菌消炎。

▶**用量**　花：6～15 g。茎：10～30 g。

▶**验方**　1. 面部痤疮：大花金银花30 g，黄芩、连翘、野菊花、川芎、当归各15 g，桔梗、牛膝各10 g。水煎服，每日1剂，连服20～30日为1个疗程。便秘加大黄10 g；尿黄加白茅根30 g；头晕目痛加龙胆草15 g；胸胁痛加柴胡10 g；气虚加党参30 g同煎服。同时取大黄、硫黄各等量，共研细末，取适量药粉，每晚用沸开水调匀敷患处，次日早晨洗去。

2. 麦粒肿：大花金银花50 g，蒲公英100 g。水煎服；药渣再加水500 ml煎沸，待温后熏洗患眼，每日3～5次。

3. 银屑病（牛皮癣）：大花金银花90 g，紫草120 g，玄参60 g，当归、甘草各30 g。水煎服，每日1剂，连服10日为1个疗程。同时取土荆皮（土槿皮）、白鲜皮各10 g，百部15 g，斑蝥5 g。共研粗末，用白酒（或70%酒精）500 ml，浸泡7日以上，用棉球蘸药液涂患处，每日涂2次。

4. 红斑性狼疮：①大花金银花、菊花、贯众各30 g，全蝎、蝉蜕、甘草各10 g。水煎服。同时取肤轻松软膏擦患处（按药品说明书使用）。②大花金银花、茅瓜（老鼠拉冬瓜）块根各20 g。水煎服，服后可吃蜜糖少许以解口苦。连服15日为1个疗程。

5. 急性结膜炎：①大花金银花、菊花各15 g，黄芩、薄荷各10 g。水煎服。②大花金银花藤、木贼、一点红各30 g，决明子、野菊花各15 g，桑叶10 g。水煎服。

6. 目赤肿痛：①大花金银花、菊花各12 g，一点红30 g，黄芩、蔓荆子各10 g。水煎服。②鲜大花金银花叶60 g，鲜玉叶金花叶50 g，鲜木叶30 g。共捣烂，加入乳汁少量调匀敷患处。

7. 丹毒：大花金银花、板蓝根、毛冬青（根或叶）各30 g，黄芩15 g。水煎服。

8. 唇炎，慢性唇炎，慢性鼻炎：大花金银花、紫花地丁（或犁头草）各30 g，菊花15 g，知母、桔梗、白果仁（银杏的种子除去外壳）、甘草各10 g。水煎服。

9. 面部水痘：大花金银花15 g，连翘、僵蚕各10 g，牛蒡子、防风各6 g，薄荷、甘草各3 g。水煎服。

10. 头、面部疔疮：大花金银花、野菊花、蒲公英、一点红、毛冬青（根或叶）各30 g。水煎服。同时取大花金银花、毛冬青各等量，水煎，取冷煎液敷患处，每日敷5～6次。

11. 头、面部热疖（疖疮）：①大花金银花、毛冬青各30 g，生绿豆15 g，甘草3 g。水煎代茶饮。②大花金银花藤、野菊花、绿豆各15 g，野甘草（土甘草）10 g。水煎代茶饮。同时取青黛、滑石、石膏、大黄、黄柏各10～15 g，共研细末，用醋调匀涂患处。

12. 耳内疼痛难忍，时流脓水，肿及耳外：大花金银花、菊花（或野菊花）各15 g，紫花地丁（或犁头草）、桔梗各10 g，甘草6 g。水煎服。同时取枯矾、冰片各0.6 g，共研细末，每次取少许吹入患耳内，每日1～2次。

山 药（淮山、怀山药）

▶**来源** 薯蓣科植物薯蓣 *Dioscorea opposita* Thunb. 的块根。

▶**形态** 多年生缠绕草质藤本。块根肉质，圆柱形，垂直生长，长50～100 cm，直径2～7 cm，外表土黄色，有多数须根，切断面有黏性，干时白色。茎细长，有细纵棱，无毛。单叶，生于茎下部的互生，至中部以上对生，少有3叶轮生；叶片卵状三角形、阔卵形或戟形，长3～7 cm，宽2～5 cm，先端尖，基部心形，边缘3浅裂或3深裂，两面均无毛，叶腋间常有球芽（零余子或山药蛋），卵形或近球形，外表浅褐色，有多数疣点。花小，黄绿色；雌雄异株；穗状花序生于叶腋，雄花序直立，雌花序下垂；花被裂片6片；雄蕊6枚。果实有3翅，翅长几乎等于宽，长约1.5 cm，顶端及基部近圆形；种子周围有薄膜质翅。花、果期6～11月。

▶**生境分布**　生于山坡、山谷向阳处、溪边灌丛杂草中或栽培。分布于我国辽宁、吉林、黑龙江、陕西、甘肃、河北、河南、山东、江苏、浙江、江西、安徽、福建、台湾、湖北、湖南、广西、云南、贵州；朝鲜、日本也有分布。

▶**采收加工**　冬季待茎叶枯萎后采收，切去根头，洗净，除去外皮及须根，鲜用或切片晒干，或用硫黄熏后晒干。用时洗净，切片。

▶**性味功效**　甘，平。补脾养胃，生津益肺，补肾涩精。

▶**用量**　15～30 g。

▶**验方**　1. 面部痤疮：山药、生地黄各25 g，泽泻15 g，栀子、知母、山茱萸、牡丹皮各12 g，茯苓、黄柏各9 g，砂仁2 g（另包，后下）。水煎服，每日1剂，连服10日后，上方生地黄改熟地黄减为12 g，山药减为12 g，加赤芍12 g，生牡蛎24 g（先煎），水煎服至愈。同时取大黄、硫黄各等量，共研细末，凉开水调匀涂患处，每晚涂1次。

2. 面色晦暗，形寒肢冷，大便溏：山药、菟丝子、熟地黄各

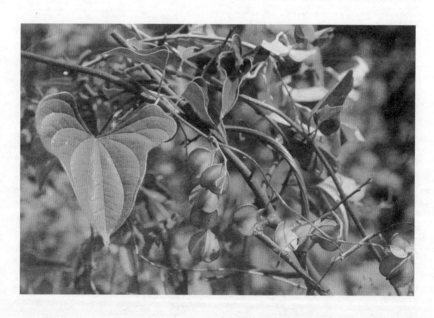

10 g，枸杞子、杜仲、熟附子各6 g，山茱萸、当归各5 g，肉桂3 g（另包，焗冲服），鹿角胶（另包，烊化冲服）、党参各4 g。水煎服，每日1剂。

3. 慢性唇炎：山药、生地黄、女贞子、玉竹各15 g，栀子、牡丹皮各12 g，莲子心、黄芩、麦冬各10 g。水煎服，每日1剂，连服10～15日。同时取木蝴蝶种子1张，用开水浸湿后贴患处，白天每隔约4小时换1次，晚上睡前换1次，直至次晨才更换。

4. 面部红斑性狼疮，食欲不振，大便秘结：山药、生地黄、紫草各30 g，知母、甘草各10 g。水煎服，每日1剂，连服30～60日。

5. 脱发：山药、当归、熟地黄各30 g，制何首乌25 g，丹参、山茱萸各20 g，茯苓、牡丹皮、泽泻、红花各10 g。水煎服，每日1剂，连服30日。或取当归30 g，制何首乌25 g，丹参20 g，红花10 g。水煎，送服六味地黄丸（中成药，按说明书使用）。

6. 全秃（秃头）：山药、生地黄、熟地黄、制何首乌各15 g，菟丝子、山茱萸、白蒺藜、钩藤、茯苓、蝉蜕各10 g，白芷、栀子、泽泻、牡丹皮、知母各6 g。水煎服，每日1剂，连服3个月。

山　楂

▶**来源**　蔷薇科植物云南山楂 *Crataegus scabrifolia*（Franch.）Rehd. 的成熟果实。

▶**形态**　落叶乔木。枝通常无刺，嫩枝圆柱形，无毛。单叶互生；叶片卵状披针形或卵状椭圆形，长4～8 cm，宽2～4 cm，先端尖，基部狭，边缘有圆钝齿，通常不分裂，或仅在不孕枝上有少数叶片具3～5浅裂片，两面均有短柔毛或近无毛；托叶线状披针形，边缘有腺齿，早落。花白色，直径约1.5 cm；伞房花序或复伞房花序生于枝顶；花萼钟状，外面无毛，5裂；花瓣5片，近圆形，长约8 mm，宽约6 mm；雄蕊约20枚；花梗和总花梗均无毛。果实球形或扁球形，无毛，成熟时黄色或带红晕，直径约1.5 cm，顶端有宿存的萼裂片，内有小核3~5粒。小核骨质坚硬。花、果期4~10月。

▶**生境分布**　生于山坡向阳处、林边、溪边杂木林中或栽培。分布于四川、云南、贵州、广西。

▶**采收加工**　秋季果实成熟时采收，纵切成片，晒干。用时洗净。

▶**性味功效**　酸、甘，微温。消食健胃，行气散瘀，消肥，降血脂，降胆固醇。

▶**用量**　10~15 g。

▶**验方**　1.单纯性肥胖病：山楂、决明子、泽泻、番泻叶（番泻叶为水浸液）各15 g。水煎，早晚分2次服，每日1剂，连服30日为1个疗程。服药期间，每日主食宜控制在500 g以下，同时长期坚持适量运动，锻炼身体。

2.脂溢性脱发，伴有脾胃湿热：山楂、炒白术、茯苓各15 g，薏米30 g，女贞子、墨旱莲、白鲜皮、生地黄、制何首乌各12 g，泽泻、连翘、木瓜各10 g。水煎服，每日1剂。连服30日为1个疗程。同时取鲜侧柏叶、骨碎补、洋金花（闹羊花、曼陀罗花）各等

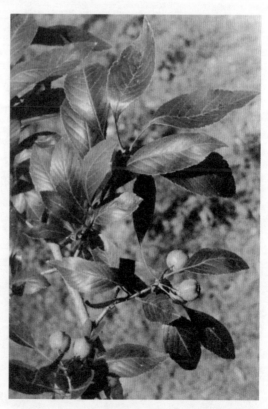

量，加入85%酒精200 ml浸泡15～20日，取浸出液擦患处，每次擦2～5分钟，每日擦数次，连续用药半年以上。

3. 血瘀痰凝型面部痤疮，有大小不等的粉刺，结节硬而红肿：山楂、丹参各15 g，黄芪20 g，金银花12 g，白芷、重楼（七叶一枝花）、三棱各10 g，土鳖虫、郁金、法半夏、甘草、月季花各6 g，血竭（或龙血竭）3 g。水煎服，每日1剂，连服15日为1个疗程，孕妇忌服。大便干燥加大黄、槐花各10 g同煎服；小便赤加车前子、薏米各30 g同煎服。同时取金银花、野菊花、月季花、白芷、丹参、大黄（或土大黄）各15 g，水煎浓汤热敷患部，配合按摩外洗，连续用药15～20日。再取硫黄粉10 g，黄连粉3 g，维生素B$_6$3 g，凡士林85 g，共调匀，擦患处，每日擦1～2次。并每日服维生素B$_2$、维生素B$_6$和维生素C，按药品说明书服用。

千里光（九里明）

▶**来源** 菊科植物千里光 *Senecio scandens* Buch.-Ham. 的全草。

▶**形态** 多年生草本。茎圆柱形，蔓生，嫩时有毛。单叶互生；叶片卵形、卵状披针形或长三角形，长7～10 cm，宽2.5～4.5 cm，边缘有不整齐粗锯齿或微波状，两面均有短柔毛；叶柄有短柔毛。花黄色；头状花序排成伞房状生于枝顶；总苞圆筒状；总苞片线状长圆形，基部的数枚极小；边缘的花舌状，黄色，雌性，长圆形，长约1 cm，宽约2 mm；中央的花管状，黄色，两性，花冠管5裂；雄蕊5枚，花药连合。瘦果长约3 mm，有柔毛，顶端有白色柔软的冠毛。花、果期8月至次年4月。

▶**生境分布** 生于山坡、山脚、路边、沟边、林边、灌丛中、疏林下。分布于我国陕西、江苏、浙江、江西、安徽、福建、台湾、湖北、湖南、广东、广西、海南、四川、云南、贵州、西藏；越南、老挝、柬埔寨、缅甸、泰国、不丹、尼泊尔、印度、菲律宾、日本也有

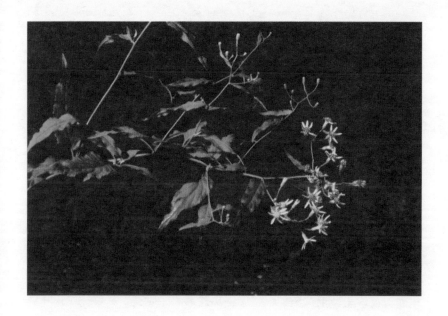

分布。

▶**采收加工**　夏季采收，晒干。用时洗净，切碎。

▶**性味功效**　微苦，凉。抗菌消炎，清热解毒，明目，去腐生肌。

▶**用量**　15～30 g。

▶**验方**　1. 麦粒肿：千里光、路边菊、一点红各15～30 g。水煎服。

2. 癣癞：千里光、苦楝叶、苍耳草各500 g，大叶桉叶、马缨丹全株、了哥王全株、百部各250 g。水煎去渣，浓缩成膏，擦患处。

3. 眼睑瘙痒：千里光120 g。水煎。内服100 ml，余下药液洗患处。

4. 风火眼痛：千里光、路边青各等量。水煎，内服100 ml，余下药液趁热洗患眼。

5. 疔肿，多发性疔肿：千里光30 g，金银花、毛冬青根、野菊花各15 g，水煎服，每日1剂；同时取鲜千里光7份，鲜马缨丹3份，捣烂敷患处，每日敷2次。

美容中草药识别与应用

6. 水痘：千里光、蒲公英、柚子树寄生、野菊花各30 g，水煎服；同时取假蕹菜（苋科植物喜旱莲子草的全草）适量，水煎洗患处。

7. 腮腺炎：千里光、一点红各30 g，水煎服；同时取鲜马齿苋适量，捣烂取汁涂患处，或取鲜仙人掌适量（去刺），加生盐少许，捣烂敷患处。

8. 黄水疮：千里光500 g。水煎洗患处。

川 芎

▶**来源** 伞形科植物川芎 *Ligusticum chuanxiong* Hort. 的根状茎。

▶**形态** 多年生直立草本，高30～50 cm。地下根状茎粗壮，有浓烈香气，表面褐棕色，略呈聚集扁球形的团块，上具数轮环状叶鞘浅凹痕，下面着生多数须根。地上茎极短，中空。叶互生；基生叶及茎下部叶为三至四回羽状复叶，末回裂片线状披针形或长卵形，长2～5 mm，宽1～2 mm，两面均无毛。花白色；复伞形花序顶生或侧生；总苞片线形，长约2.5 mm；小总苞片线形，长3～5 mm，边缘全缘；萼齿不发育；花瓣5片；雄蕊5枚。双悬果卵形。花、果期7～10月。本种在有些地方每年均不开花。

▶**生境分布** 栽培植物。陕西、甘肃、内蒙古、河北、江苏、浙江、江西、湖北、湖南、广西、四川、云南、贵州有栽培。

▶**采收加工** 夏、秋季采收，除去须根及茎叶，洗净，晒干或慢火（文火）烘干。用时洗净，切薄片。

▶**性味功效** 辛，温。活血行气，祛风止痛，抗菌，降压。

▶**用量** 3～10 g。

▶**禁忌** 阴虚火旺之头痛及月经过多者忌服。

▶**验方** 1. 黄褐斑：川芎、当归、赤芍、生地黄、桃仁、红花、牛膝各10 g，柴胡、枳实、桔梗各6 g，甘草3 g。水煎服，每日1剂，连服10剂为1个疗程，继续服至斑消失，同时取好玉石，时时擦患处。

2. 黄褐斑，面色萎黄：川芎、当归、黄芩、炒白芍各10 g，茯苓、白术各20 g，生地黄、熟地黄各30 g，白芷6 g。水煎服。每日1剂，连服50～60日。同时取3％双氧水外擦患处，每日擦3次。

3. 脱发：川芎、天麻、羌活各24 g，菟丝子、熟地黄各6 g，当归3 g，木瓜2 g。水煎服，每日1剂，连服60日。

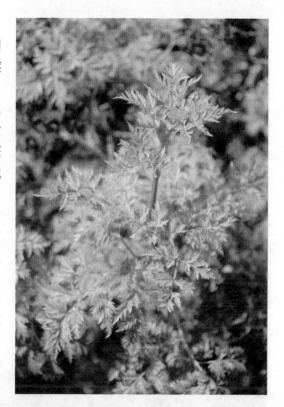

4. 斑秃：川芎、当归、白芍、天麻、羌活、菟丝子、熟地黄、木瓜各10 g。水煎服，连服30～60日，每日1剂。同时取菊花、艾叶、藁本各10 g，荆芥、防风、藿香、蔓荆子、薄荷各6 g。水煎洗头部。

5. 气血虚弱所致的面色萎黄或苍白：川芎、当归、白芍、熟地黄、党参、白术、茯苓各10 g，炙甘草3 g。水煎服。

广 山 药 （山药）

▶来源　薯蓣科植物褐苞薯蓣 *Dioscorea persimilis* Prain et Burkill 的

块茎。

▶**形态**　多年生缠绕草质藤本。块茎长圆柱形，弯曲，长30～100 cm，直径达7 cm，垂直生长，外皮棕黄色，断面鲜时白色。茎细长圆柱形，通常有纵棱4～8条，无毛，干时带红褐色。单叶，在茎下部的互生，中部以上的对生；叶片卵形或长圆状卵形，长6～12 cm，宽2.5～5 cm，先端尖，基部心形、箭形或戟形，边缘全缘，两面均无毛，网脉明显，带红褐色；叶柄长4～5.5 cm；叶腋内常有珠芽（又称零余子）。花雌雄异株，雄花序穗状，长1～4 cm，2～4条簇生或单条生于花序轴上排列成圆锥花序，长可达40 cm；苞片有紫褐斑纹；雄花花被片6片，离生；雄蕊6枚。雌花序为穗状花序，1～2条生于叶腋；雌花花被与雄花相似。蒴果三棱状扁圆形，长1.5～2.5 cm，宽2.5～4 cm。种子四周有膜质翅。花、果期7～12月。

▶**生境分布**　生于山坡、山谷、路边的杂木林中或灌丛中，或栽培。分布于我国湖南、广东、广西、海南、贵州、云南；越南也有分布。

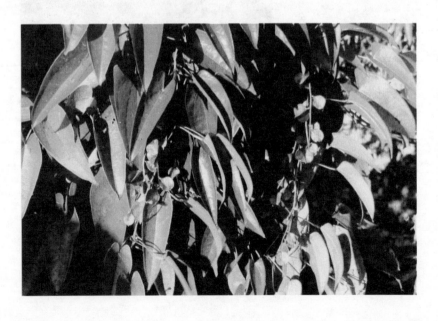

▶**采收加工** 同山药。

▶**性味功效** 同山药。

▶**用量** 同山药。

▶**验方** 同山药。

广 山 楂（山楂）

▶**来源** 蔷薇科植物台湾林檎 *Malus doumeri*（Bois.）Chev. 的成熟果实。

▶**形态** 落叶乔木，高达15 m。嫩枝圆柱形，有长柔毛，老枝变无毛，小枝有刺。单叶互生；叶片长椭圆形或卵状椭圆形，长9～15 cm，宽4～6 cm，先端尖，基部圆形或楔形，边缘有锯齿，嫩时两面均有白色柔毛，老时变无毛；叶柄长1.5～3 cm，嫩时有茸毛；托叶线状披针形，先端尖，边缘全缘，无毛，早落。花白色，直径2.5～3 cm，先叶开放；花序近伞形生于叶腋，或簇生于叶腋，有花4～7朵，花梗长1.5～

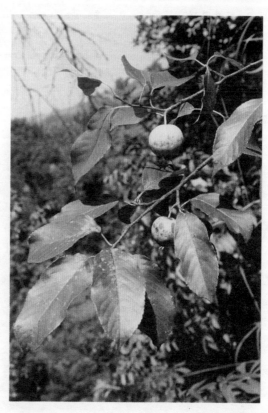

3 cm，有白色柔毛；花萼倒钟形，外面有毛，萼片5片，卵状披针形，边缘全缘，两面均密生白色柔毛；花瓣5片，卵形；雄蕊30～50枚；花柱4～5枚，基部有长茸毛。果实球形，成熟时带绿黄色或黄红色，直径2.5～5.5 cm，顶端有宿存萼裂片，果实基部和宿萼基部均有微柔毛，内含种子10粒；果梗长1～3 cm。种子扁平，肉质。花、果期4～9月。

▶**生境分布**　生于山坡、山谷林中、林边、路边，或栽培。分布于我国浙江、江西、安徽、福建、台湾、湖南、广东、广西；越南、老挝也有分布。

▶**采收加工**　秋季果实成熟时采收，用沸开水烫10分钟后捞起，切片晒干。用时洗净。

▶**性味功效**　甘、酸、涩、微温。理气健脾，消食导滞，减肥，降血脂，降胆固醇。

▶**用量**　同山楂。

▶**验方**　同山楂。

女 贞 子

▶**来源**　木犀科植物女贞 *Ligustrum lucidum* Ait. 的成熟果实。

▶**形态**　常绿小乔木或灌木，高3～10 m。嫩枝圆柱形，无毛。单叶对生；叶片革质，卵形或椭圆形，长6～12 cm，宽3～5 cm，边缘全缘，两面均无毛；叶柄无毛。花白色；圆锥花序生于枝顶；花冠4裂；雄蕊2枚。果实肾形，略弯曲，长7～10 mm，宽4～6 mm，成熟时紫黑色或深蓝黑色，略带白粉。花、果期5～12月。

▶**生境分布**　生于丘陵山坡、山脚、疏林中、林边、沟边或栽培于庭园、城镇街道两旁。分布于我国甘肃、陕西、河南、江苏、浙江、江西、安徽、福建、台湾、湖北、湖南、广东、广西、海南、四川、云南、贵州、西藏；印度、越南、尼泊尔、朝鲜也有栽培。

▶**采收加工**　秋、冬季采收，晒干。用时洗净，捣碎。

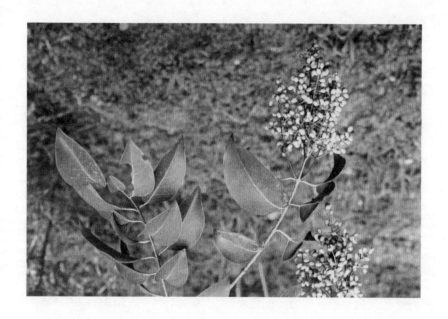

▶**性味功效** 甘、苦，平。补肾壮腰，养肝明目，抗菌消炎，抗衰防老，降血糖，降血脂，养阴退热。

▶**用量** 10～15 g。

▶**验方** 1. 黄褐斑：①女贞子、墨旱莲、月季花、牡丹皮、当归、川芎、郁金、生地黄各30 g，柴胡（醋炒）、知母、黄柏各15 g，水蛭10 g。共研细末，每次服4 g，每日服3次，开水送服，连服30日为1个疗程。②女贞子、菟丝子、生地黄、熟地黄各15 g，墨旱莲、当归、白芍各10 g，制何首乌12 g，枸杞子、阿胶（另包，烊化冲服）各9 g。水煎服。合并贫血者，加入鸡血藤30 g，黄芪、党参各15 g，补骨脂10 g同煎服，每日1剂，连服30～60日为1个疗程。①、②方同时取好玉石，时时擦患处。

2. 斑秃：①女贞子、制何首乌、熟地黄、肉苁蓉各15 g，桃仁、红花各10 g，川芎、赤芍、白芷（如用麝香1 g代替白芷更好，另包，分2次冲服）各6 g，红枣10枚，葱头3枚，生姜3片，米酒少许。水煎服，每日1剂，连服30~90日。②女贞子、墨旱莲、党参、当归、茯苓、白术、制何首乌各10 g，黄芪20 g，木香3 g，陈皮、甘草各6 g。水煎服，每日1剂，连服20日为1个疗程。①、②方同时每日取侧柏叶60 g，生姜3 g，水煎洗头，每日洗1次，每剂洗2次。

马齿苋（瓜子菜）

▶**来源**　马齿苋科植物马齿苋 *Portulaca oleracea* L. 的全草。

▶**形态**　一年生平卧草本。茎圆柱形，肉质，光滑无毛。单叶互生或近对生；叶片肥厚肉质，扁平，倒卵形、长圆状倒卵形或匙形，长1~3 cm，宽0.5~2 cm，先端钝圆或微凹，基部狭，边缘全缘，两面光滑无毛；叶腋内有长仅1 mm的不明显腋毛。花黄色，无柄，通常2~5朵丛生于枝顶成头状；萼片2片；花瓣5片，阔倒卵形；雄蕊通常7~10枚。蒴果倒卵形，直径约3 mm，盖裂，内有多数种子。种子黑

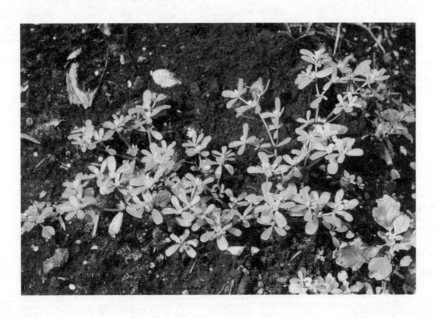

色，有小瘤点。花、果期5～11月。

▶**生境分布**　生于园边、路边、旷野、荒地、草地，耐旱耐涝。分布于全国各地；越南等地也有分布。

▶**采收加工**　夏、秋季采收，鲜用或晒干。用时洗净，切碎。

▶**性味功效**　酸、微甘，寒。清热解毒，凉血消肿，抗菌消炎，降压利尿。

▶**用量**　30～60 g（鲜品加倍）。

▶**验方**　1. 扁平疣：①马齿苋30 g，板蓝根、大青叶（或马蓝叶）各15 g，桑叶、菊花、金银花各15 g，木贼草6 g。水煎服。药渣再浓煎，取煎液敷患处。②马齿苋30 g，大青叶（或马蓝叶）、紫草、败酱草各15 g。水煎服。药渣再浓煎，取药液涂或洗患处。

2. 青年扁平疣：鲜马齿苋60 g，蛇床子12 g，苦参、陈皮各15 g，白芷、苍术、露蜂房各10 g，细辛6 g。水煎，乘热洗患处，每日洗2～3次（不可内服）。连续洗至愈。

3. 马口疔：①鲜马齿苋、荞麦（三角麦）种子各15 g，铁钉锈3 g，共捣烂敷患处；同时取一点红、金银花各15 g，水煎当茶饮。②鲜马齿苋适量，活蜘蛛1只，共捣烂敷患处；同时取马齿苋、金银花各15 g，水煎服。

4. 丹毒：鲜马齿苋、鲜草决明嫩枝叶各适量，加黄糖少量共捣烂敷患处，每日1～2次。有发热时取金银花、野菊花、蒲公英各10 g，水煎服。

5. 疔疮：①鲜马齿苋500 g。水煎服，使微出汗，药渣捣敷患处。②鲜马齿苋、生蚬肉各适量，共捣烂敷患处。另取一点红、金银花各15 g，水煎代茶饮。

6. 腮腺炎：鲜马齿苋、鲜一点红、鲜了哥王嫩叶各适量，共捣烂取汁涂患处。另取一点红、马齿苋各30 g，水煎服。

天 胡 荽（满天星）

▶**来源**　伞形科植物天胡荽 *Hydrocotyle sibthorpoides* Lam. 的全草。

▶**形态**　多年生卧地草本，常成小片生长。茎圆柱形，无毛，节上生根。单叶互生；叶片肾圆形或圆形，长0.5～1.5 cm，宽0.8～2 cm，5～7浅裂或不分裂，边缘有钝齿，上面无毛，下面脉上有毛，有时两面无毛或有柔毛。叶柄长0.5～9 cm，无毛或顶端有毛。花小，绿白色；伞形花序与叶对生，单个生于节上；花梗长0.5～3.5 cm；每个伞形花序有花5～18朵，密集成头状；花瓣5片；雄蕊5枚。果实扁圆形，直径约2 mm，无毛。花、果期4～9月。

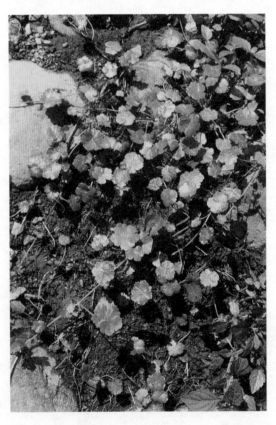

▶**生境分布**　生于阴湿的草地、路边、田边、园边、沟边、村边、屋旁、林边、林下。分布于我国陕西、江苏、浙江、江西、安徽、福

建、台湾、湖北、湖南、广东、广西、海南、四川、云南、贵州；朝鲜、日本、印度及东南亚各国也有分布。

▶**采收加工**　全年可采收，晒干。用时洗净，切碎。

▶**性味功效**　苦、辛，寒。抗菌消炎，凉血，解毒，清热利湿。

▶**用量**　10～15 g。

▶**验方**　1. 唇疗：鲜天胡荽适量，活青蛙1只，冰糖适量。青蛙剖腹去内脏，共捣烂敷患处。同时取天胡荽、金银花、一点红各15 g，水煎代茶饮。

2. 风火眼痛：①鲜天胡荽适量，捣烂绞汁，加入人乳汁少许调匀敷患眼。②鲜天胡荽、鲜墨旱莲各等量。加入人乳汁少量，共捣烂敷患眼。①、②方同时取野菊花、千里光、积雪草、一点红各15 g，水煎代茶饮。

天 南 星（南星）

▶**来源**　天南星科植物一把伞南星 *Arisaema erubescens*（Wall.）Schott 的块茎。

▶**形态**　多年生直立草本，高达90 cm。块茎肉质，呈扁球形，直径4～6 cm，外面黄褐色，有时淡紫色，有多数须根，切断面粉白色。叶1片，呈放射状全裂，裂片通常7～15片，有时多至20片，裂片披针形或长圆形，无柄，长8～20 cm，宽0.6～3.5 cm，先端长渐尖，并延伸为线形长尾，基部狭，边缘全缘或波状，两面均无毛；叶柄比叶裂片长，长40～80 cm，绿色，杂有褐色或赤色斑纹。肉穗花序从叶柄下部抽出；佛焰苞外面绿色或紫色，有白色条纹或无，里面多有紫斑，顶端渐尖成细丝状；附属体长2～4 cm，向两头略尖，中部粗2.5～5 mm，下部有中性花；花瓣缺；花药2～5个簇生。果序圆柱状，长5～7 cm，粗3～5 cm；浆果肉质，红色。花、果期5～9月。

▶**生境分布**　生于阴湿的沟边、林边、林下、草坡、荒地、灌

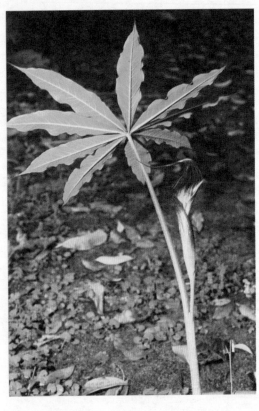

丛。分布于我国宁夏、甘肃、陕西、青海、山西、河北、河南、浙江、江西、安徽、福建、台湾、湖北、湖南、广东、广西、海南、四川、云南、贵州、西藏；印度、泰国、缅甸、不丹、尼泊尔也有分布。

▶**采收加工** 秋季采收，除去外皮，鲜用或晒干备用。用时洗净。天南星有毒，未经炮制的天南星不可内服。

▶**性味功效** 苦、辛，温；有毒。祛痰，镇痉，消肿毒，镇痛。

▶**用量** 3~9 g。

▶**禁忌** 孕妇忌服。

▶**验方** 1. 麦粒肿：①天南星30 g，冰片1.5 g。共研细末，用米酒调成膏状，每日睡前敷患处。②天南星、赤小豆、枯矾各9 g，鸡蛋清适量。将前3味药研细末，与鸡蛋清调成膏状，敷患处，每日敷2次。③天南星、生地黄各等量，共研细末，用凉开水调匀贴太阳穴。或天南星、鲜生地黄各等量，共捣烂研成膏，贴患侧太阳穴，每日换药3~4次。①、②、③方同时取金银花、野菊花、谷精草、蒲公英、草决明各15 g，水煎服。

2. 睑缘炎（烂眼圈）：生天南星0.6 g，米醋30~50 ml。将天南星捣碎放入米醋内浸泡12小时后，用浸液涂患处，每日涂3~5次。同时取金银花、野菊花各15 g，水煎服。

3. 发际疮：生天南星、生半夏、生栀子、生大黄、生郁金各等量。共研细粉，用酸醋适量调成糊状敷患处，每日3次。同时取金银花、野菊花、地耳草各15 g，水煎服。

五 倍 子

▶**来源** 漆树科植物盐肤木 *Rhus chinensis* Mill. 叶上的虫瘿，主要由五倍子蚜 *Melapis chinensis*（Bell）Baker 寄生而形成。

▶**形态** 落叶灌木或小乔木。嫩枝有锈色柔毛。叶互生，单数羽状复叶，有小叶3~6对；小叶片无柄，卵形、椭圆状卵形或长圆形，长6~12 cm，宽3~7 cm，边缘有粗锯齿，上面中脉有毛或近无毛，下面密生锈色柔毛；叶轴有柔毛，两侧常有叶状狭翅；叶柄有柔毛。叶上或叶轴上常有虫瘿（即五倍子）。花白色；圆锥花序生于枝顶；花瓣5片；雄蕊5枚。果实扁球形，直径约5 mm，有柔毛和腺毛，成熟时橙红色或紫红色，外面有一层白霜，生食有咸味。花、果期8~10月。

▶**生境分布** 生于山谷、山坡、路边、沟边、林边、旷野、灌丛中。分布于我国宁夏、青海、甘肃、陕西、山西、河北、河南、山东、江苏、浙江、江西、安徽、福建、台湾、湖北、湖南、广东、广西、海南、四川、云南、贵州、西藏；中南半岛各国及印度、印度尼西亚、马来西亚、朝鲜、日本也有分布。

▶**采收加工** 夏、秋季采摘虫瘿，除净杂质，放入沸水中略煮或蒸至表面呈灰色，杀死蚜虫，晒干，即为五倍子。干燥的五倍子通常呈纺锤形囊状或呈菱形、长圆形，长3~9 cm，直径2~4 cm，表面灰褐色或灰棕色，有微柔毛，内面平滑无毛，有黑褐色的死蚜虫和灰色粉状的蚜虫排泄物；壁厚1~3 mm。用时洗净，切碎或捣碎。

▶**性味功效**　酸、涩，寒。杀虫止痒，敛汗止血，抗菌消炎，收湿敛疮。

▶**用量**　3～6 g。

▶**验方**　1. 扁平疣，各种顽癣：五倍子、雄黄各10 g，斑蝥（去翅，去腿）2只，水杨酸（化学药）3 g。共研细末，加凡士林适量调制成软膏，涂患处（少涂，以防起泡）。同时取薏苡仁、金银花各15～30 g，水煎代茶饮。

2. 扁平疣：五倍子、白胡椒各30 g，薄荷脑5 g。共研细末，先搓热患处，然后用醋调药粉擦患处，或直接用药粉干擦患处，每日擦数次。同时取薏苡仁、金银花各15～30 g，水煎服。

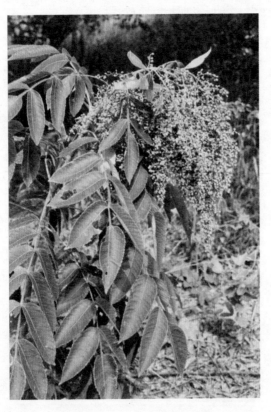

3. 发际疮：五倍子30 g，大黄（或土大黄）15 g，枯矾10 g，经霜桑叶6 g（烧灰），马蜂窝1个（烧灰），轻粉3 g，冰片1.5 g，头发12 g（烧灰）。共研细末，用白蜜适量调成膏状贴患处。同时取金银花、一点红、野菊花各15 g，水煎代茶饮。

4. 耳外、耳内生疮：五倍子适量。研细末，用凉开水适量调敷患处。

5. 鱼口疮：五倍子适量研细末，百草霜（烧草木的锅底灰）适量。共调匀，涂患处。

6. 鹅口疮，面青，唇紫，大便秘结，小便量少：五倍子40 g，枯矾25 g，白糖3 g。先将五倍子炒黄，加入白糖炒片刻至糖溶化为度，倒出晾干，与枯矾共研细末，用香油适量调成稀糊状，涂抹患处，每日涂2～3次。同时取金银花、菊花、毛冬青根（或叶）各15 g，水煎代茶饮。

牛 蒡 子（牛子、大力子）

▶来源　菊科植物牛蒡 *Arctium lappa* L. 的成熟果实。

▶形态　2年生直立草本，高50～150 cm。根圆锥形，肉质，直径约2 cm。茎圆柱状，有乳突状短毛和蛛丝状柔毛，散生棕黄色小腺点。单叶，根生叶丛生，茎生叶互生；叶片宽卵形，长达30 cm，宽达20 cm，基部心形，边缘有锯齿或稍呈波状，上面有稀疏短毛，下面密生灰白色绵毛，两面均有黄色小腺点。花紫红色；头状花序单个生于枝顶，或排成伞房状生于枝顶；总苞卵球形，直径1.5～2 cm，全部总苞片顶端有软骨质的倒钩刺，绿色，无毛；全为管状花，花冠管长约1.4 cm，外面无棕黄色小腺点，5裂；雄蕊5枚，花药相连。瘦果长倒卵形，略扁，长5～7 mm，宽2～3 mm，散生有深褐色斑点，顶端有刚毛状冠毛。花、果期6～9月。

▶生境分布　生于湿润的山坡、山谷、村边、林边、河旁、荒地、田野、灌丛中。分布于全国各地；欧亚大陆也有分布。世界各地有栽培。

▶采收加工　秋季果实成熟时采收果序，晒干，打下果实，除去杂质，再晒干。用时洗净。

▶性味功效　辛、苦，寒。疏风散热，宣肺透疹，抗菌消炎，解毒利尿，利咽。

▶用量　6～12 g。

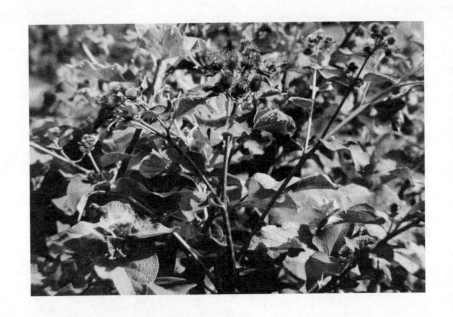

▶**禁忌** 气虚便溏和痈肿已溃者忌服。

▶**验方** 1. 面部通红，常起痤疮，大便干结，3～5日解1次大便，口干欲饮：牛蒡子30 g，木蝴蝶6 g。水煎代茶饮，每日1剂，连服30日为1个疗程。

2. 面部扁平疣：牛蒡子100 g，略炒后研细末，每次服3 g，每日服2次，可酌加少量白糖调服，连服30日为1个疗程。同时取板蓝根30 g，水煎浓液洗面部患处，每日洗2～3次。

3. 颜面丹毒：①牛蒡子、连翘各10 g，荆芥、防风、蝉蜕各3 g。水煎服。②牛蒡子、荆芥各10 g，连翘、蒲公英各12 g，薄荷、甘草各3 g。水煎服。③牛蒡子、玄参、连翘、僵蚕、蝉蜕各10 g，柴胡、黄芩、桔梗、升麻各6 g，薄荷、甘草各3 g。水煎服。①、②、③方同时取大黄、侧柏叶各60 g，黄柏、薄荷各30 g。共研细末，每次取药末适量，用凉开水和蜂蜜各适量混合调成稀糊状涂患处，每日1～2次。

4. 便秘：牛蒡子15 g，水煎服。属热盛伤津的便秘加生地黄、玄参、麦冬各15 g同煎服；属血虚的便秘加当归、熟地黄、生何首乌各12 g同煎服；如便秘兼气滞加枳实、槟榔、木香、乌药各10 g同煎服；如便秘兼咽痛加连翘15 g，毛冬青根、浮萍各10 g同煎服。

5. 习惯性便秘：牛蒡子15 g。水煎代茶饮。

6. 过敏性面肿（大头瘟）：牛蒡子、玄参、连翘、僵蚕、毛冬青根（或板蓝根）各10 g，黄芩、马勃各6 g，黄连、橘红、党参、桔梗、甘草各5 g，柴胡、升麻各3 g。水煎服。

丹　参

▶**来源**　唇形科植物丹参 *Salvia miltiorrhiza* Bunge 的根。

▶**形态**　多年生直立草本，高40～80 cm。根肥厚肉质，圆柱形，长5～20 cm，直径0.4～1.4 cm，外面朱红色，切断面白色，渐变粉红色。茎四方形，有沟槽，密生长柔毛。叶对生，单数羽状复叶，有小叶5～7片，小叶对生；小叶片卵形或椭圆状卵形，长2～8 cm，宽1～4 cm，先端尖，基部圆，边缘有细锯齿，两面均有长柔毛；基生叶羽裂或三出复叶。花紫蓝色，长2～2.7 cm；轮伞花序6至多花，组成顶生或腋生总状花序，密生腺毛及长柔毛；花萼钟状，外面有腺毛及长柔毛；花冠唇形，花冠筒常外伸及向上弯曲，上唇长达2 cm，花冠筒内有斜向毛环；能育雄蕊2枚。果实由4个小坚果组成；小坚果椭圆形，黑色。花、果期5～10月。

▶**生境分布**　生于向阳的山坡草丛、沟边、路边、林边、疏林下或栽培。分布于我国辽宁、河北、内蒙古、山西、陕西、河南、山东、江苏、浙江、江西、安徽、福建、湖北、湖南、广西；日本也有分布。

▶**采收加工**　秋季采收。洗净，晒干。或趁鲜切片，晒干。用时洗净，切碎。

▶**性味功效**　苦，微寒。活血祛瘀，调经止痛，抗菌消炎，降压，降血脂，抗肿瘤，抗血栓。

▶**用量**　10～15 g。

▶**禁忌**　不宜与藜芦同用。

▶**验方**　1. 痤疮：①丹参研细粉。每次服6 g，每日服3次，开水送服，连服30～60日为1个疗程。同时取丹参15～30 g，水煎浓汁，涂敷患处，每日涂数次。②丹参、黄芩、侧柏叶、紫花地丁（或犁头草）各30 g。水煎，取煎液100 ml内服，余下煎液用药棉或医用纱布蘸湿敷患处，每次敷20分钟，每日敷3次。

2. 白癜风：①丹参、女贞子、鸡血藤、墨旱莲各30 g，当归25 g，

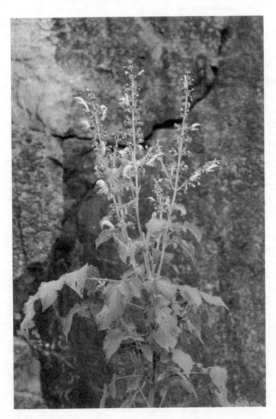

柴胡、防风各20 g，细辛6 g。共研细粉，每次服2 g，每日服3次，温开水送服，连服30日。②丹参15 g，人参、黄芪、熟地黄、白芍各10 g，当归、蝉蜕各5 g，白蒺藜3 g，川芎、甘草各1.5 g。水煎服。①、②方同时取补骨脂60 g，加入75%酒精200 ml浸泡15日（每日摇荡数次）后用，取浸液涂患处，每日涂3次。

3. 神经衰弱失眠，面色苍白：丹参400 g，五味子300 g。用米酒浸过药面，浸泡15日后用，每次服5～

10 ml，每日服3次。不能饮酒者取丹参15 g，五味子10 g，水煎服。

4. 妇女黄褐斑：丹参15 g，香附、柴胡、当归、赤芍、川芎、桃仁、红花、泽兰各10 g，葱白10 cm，大枣3枚，生姜3片。水煎服，每日1剂，连服15日为1个疗程。同时取好玉石，时时擦患处。

5. 妇女面部色素斑：丹参45 g，薏米、紫草、当归、生地黄、熟地黄各30 g，白术、炒白芍、知母、黄柏各15 g，柴胡、香附、苍术、白芷各10 g。水煎服，每日1剂，连服60日为1个疗程。大便干燥加大黄、炒枳壳各10 g同煎服；月经不调加益母草30 g，川芎10 g同煎服；更年期综合征加淫羊藿、山茱萸、仙茅各15 g同煎服；子宫切除后加淫羊藿15 g同煎服。同时取好玉石时时擦患处。

6. 妇女面部黄褐斑，月经来时明显，经色暗紫挟块，郁烦不寐：丹参20 g，柴胡、香附、白术、白芍、牡丹皮、浙贝母、茯苓各10 g，白僵蚕、王不留行（或广王不留行）各15 g，当归、陈皮、甘草各6 g。水煎服，每日1剂，连服60日为1个疗程。同时取好玉石时时擦患处。

7. 牛皮癣：丹参、赤芍、党参各30 g，黄芪60 g，紫草、牛膝各15 g，川芎、地龙各10 g，甘草6 g。水煎服，每日1剂，连服30日为1个疗程。伴有口渴、口干者加玄参30 g同煎服；如瘙痒明显加白鲜皮、白蒺藜各15 g同煎服。同时取土荆皮20 g，用75％酒精200 ml浸泡15日后取浸液涂患处，每日涂1次；或取10％硼酸软膏（化学药）涂患处，每日涂1次。

石 膏

▶**来源** 原矿物为石膏 Gypsum。

▶**性状** 晶体常呈板状、纤维状、叶片状或粒状。通常白色。透明或半透明。条痕白色。片状解理，解理面呈玻璃样光泽或珍珠样光泽，纤维状者呈丝绢光泽。硬度1.5～2.0。比重2.3。微溶于水，易溶于盐酸及硝酸。加热至107℃时变为熟石膏。

▶**生、熟石膏鉴别** 取石膏粉末加水搅匀，放置10分钟，若呈干性粘结固体状的是熟石膏，若呈湿性散渣状的是生石膏。

▶**产地** 新疆、山西、山东、河南、湖北、湖南、广东、广西、四川、云南、贵州等省（区）。

▶**采收加工** 多于冬季采收。挖出后，去净泥土及杂石，即为生石膏。用时洗净，打碎成小块，拣净杂质，再碾成细粉。煅石膏：取净石膏块装砂罐内，在炉火中烧煅至酥松状，取出放凉即成。用时碾碎。

▶**性味功效** 辛、甘、寒。生石膏：解热镇静，除烦止渴，消炎，泻火。煅石膏：生肌敛疮。

▶**用量** 10~30 g。

▶**禁忌** 脾胃虚寒及阳虚者忌服。

▶**验方** 1. 面部痤疮：生石膏40 g，菊花、生地黄、黄芩、牡丹皮各15 g，桑叶、甘草各10 g。水煎服，每日1剂，连服30日为1个疗程。便秘加大黄（或土大黄）15 g；皮疹色红加紫草15 g；有继发性感染者加板蓝根（或毛冬青根）、忍冬藤（或金银花）各15~30 g同煎服。同时取大黄、硫黄各等量，共研细末，取适量用凉开水调匀敷患处，或用石灰水（将石灰与水充分搅混，待澄清后，取中间清水，即为石灰水）调匀敷患处，每日3~4次。

2. 睑缘炎，睑缘毛囊根部皮肤潮红糜烂，痒痛严重：煅石膏30 g，青黛15 g。共研极细末，每日取5 g加香油调成糊状（不使有粒），分2~3次涂患处。同时取金银花、野菊花、谷精草各15 g，水煎代茶饮。

3. 头疮：生石膏60 g，雄黄30 g。共研细末，用生油调涂患处，每日涂3次，连续用至愈。

4. 酒渣鼻：煅石膏、煅文蛤壳各50 g，轻粉20 g，青黛15 g，黄柏25 g。共研细末，每次取适量用凉开水调匀涂患处，每日涂2次；或与100 ml香油混合调匀（不宜用金属容器装），涂患处，晚上睡前涂，保留1～2小时。同时取栀子、大黄、苦参、凤尾草、火炭母、茵陈蒿各15 g，水煎代茶饮。

5. 胃火炽盛型口臭，口中秽臭，口干欲饮，身热烦躁多汗，口舌糜烂，齿龈肿痛：生石膏50 g（另包，先煎），淡竹叶15 g，知母、青竹茹各10 g，黄连3 g，甘草5 g。水煎服。

6. 脾胃伏火型口臭，平素口中秽臭，口干或口苦，喜凉饮，食乏味，大便燥，小便赤：生石膏30 g（另包，先煎），防风15 g，广藿香10 g，青蒿、炒栀子、薄荷（另包，后下）、甘草各6 g。水煎服。

7. 肺热阴虚型面部痤疮：生石膏（另包，先煎）、茶树根各30 g，栀子、黄芩、生地黄、连翘各15 g，金银花、淡竹叶、知母各10 g，甘草3 g。水煎服。同时取黄柏、大黄、苍术各等量的水浸出液与甲硝唑粉（化学药）适量混合均匀，涂患处，每日早晚各涂1次，涂药前先洗面。

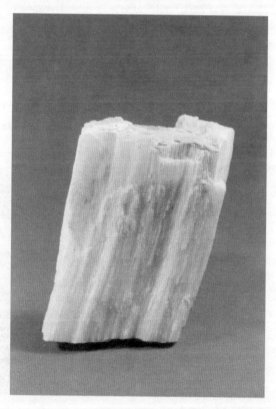

8. 唇部红肿，疼痛或干燥，灼热，日久皲裂，结痂，脱屑：生石膏30 g，生地黄、牡丹皮、蝉蜕各15 g，苦参、当归、防风、升麻各10 g，黄连（或功劳木）5 g。水煎服，每日1剂，连服10日为1个疗程。口干便秘加玄参、大黄、麦冬各10 g同煎服，肿甚加地肤子、白鲜皮各10 g煎服。忌食腥、辣、油腻食物及吸烟、喝酒。

石 菖 蒲（香菖蒲）

▶**来源** 天南星科植物石菖蒲 *Acorus tatarinowii* Schott 的根状茎。

▶**形态** 多年生草本，高约30 cm。根状茎扁圆形，细长弯曲，多横走，粗25 mm，淡褐色，有多数环节，节间长3～5 mm，切断或折断有香气。单叶，由根茎丛生；叶片无柄，剑状线形，暗绿色，通常长20～30 cm，宽7～13 mm，先端渐尖，基部对折，中部以上平展，无中脉，边缘全缘，两面均无毛。花白色或淡黄白色，聚成肉穗花序，圆柱状，长4～6.5 cm，粗4～7 mm，上部渐尖，直立；花序柄生于叶腋，三棱形，长4～15 cm；佛焰苞叶状，长13～25 cm；花被片6片；雄蕊6枚。成熟果序长7～8 cm，粗达1 cm，果实长圆形，成熟时黄绿

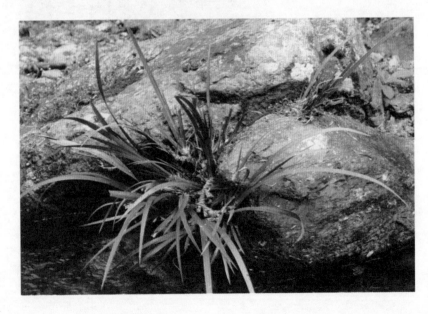

色或黄白色。花、果期2～6月。

▶**生境分布** 生于山沟水边的岩石上、溪石旁、山沟石砾多的湿地上。分布于我国陕西、甘肃、山西、河北、河南、山东、江苏、浙江、江西、安徽、福建、台湾、湖北、湖南、广东、广西、海南、四川、云南、贵州；越南、印度、泰国也有分布。

▶**采收加工** 秋、冬季采收，除去须根，洗净，晒干。用时洗净，切片或切碎。

▶**性味功效** 辛、苦，温。宁神开窍，健脾化湿，理气止痛，抗惊厥，抗菌。

▶**用量** 3～10 g。

▶**验方** 1. 口臭，口中黏腻，臭秽不爽，胸闷，泛恶欲吐，便溏，尿赤：石菖蒲、广藿香、法半夏、连翘各10 g，厚朴、炒黄芩、甘草、薄荷（另包，后下）、白蔻仁（另包，后下）各6 g，滑石（包煎）20 g。水煎服，每日1剂，连服至愈。

2. 神经衰弱，惊悸失眠：石菖蒲、远志各10 g，龟板、龙齿各15 g。水煎服，每日1剂，连服至愈。

仙　茅（独脚仙茅）

▶**来源** 石蒜科（或仙茅科）植物仙茅 *Curculigo orchioides* Gaertn. 的根状茎。

▶**形态** 多年生草本，高10～20 cm。根状茎圆柱形，垂直向下生长，肉质，长7～10 cm，直径约1 cm，表面暗褐色。单叶，基生，3～6片；叶片线状披针形，长15～20 cm，宽0.5～2.5 cm，先端尖，基部狭，边缘全缘，两面均有散生长柔毛，有数条粗纵脉。花黄色；花茎短，长6～7 cm，大部分隐藏于鞘状叶柄基部之内；总花序呈伞房状，有4～6朵花；花被筒细长，长约2 cm，有疏长毛，6裂；雄蕊6枚，花丝短。果实近纺锤形，长1.2～1.5 cm，宽约6 mm，顶端有长达2.5 mm

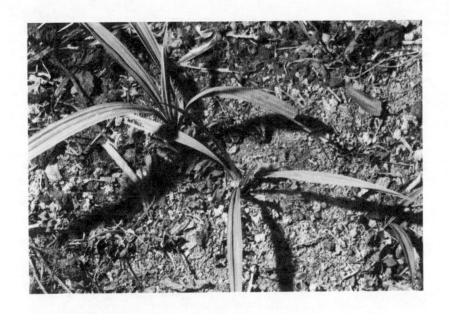

的喙。种子近球形，黑色。花、果期4~9月。

▶**生境分布** 生于山地草丛中、荒坡、梯田田埂茅草丛中、平原荒草地向阳处、林边。分布于我国江苏、浙江、江西、福建、台湾、湖南、广东、广西、海南、四川、云南、贵州；越南、老挝、柬埔寨、缅甸、泰国、马来西亚、印度尼西亚、菲律宾、日本也有分布。

▶**采收加工** 秋、冬季采收，除去须根和根头，晒干。用时洗净，切碎。

▶**性味功效** 辛，热；有毒。补肾阳，强筋骨，祛寒湿。

▶**用量** 3~9 g。

▶**验方** 1. 面部黄褐斑：仙茅、生地黄、熟地黄、淫羊藿各12 g，川芎、当归、丹参、白芍、知母、黄柏各10 g。水煎服，每日1剂，连服30日为1个疗程，一般需服3个疗程。同时取当归、白芷、紫草、丹参各等量，共研极细末，每次取适量与婴儿面脂调匀，薄涂患处，每日早晚各涂1次。

2. 斑秃：仙茅、生地黄、女贞子、制何首乌、白芍、淫羊藿各12 g，丹参、黄柏、知母、当归各10 g，甘草5 g。水煎服，每日1剂，连服30～60日。同时取斑蝥7个（去翅、足），用白酒100 ml浸泡10日，取浸液涂患处，每日涂3次。斑蝥有毒，浸液忌入口、眼。

3. 牛皮癣（银屑病）：仙茅、生地黄、巴戟天、淫羊藿各12 g，丹参、当归、知母、黄柏、地龙、乌梢蛇各10 g。水煎服，每日1剂，连服30日。同时取白附子60 g，白芷、白菊花各30 g，绿豆粉100 g，冰片3 g，水煎趁热洗患处，每晚洗1次。

白　芷

▶**来源**　伞形科植物杭白芷 *Angelica dahurica*（Fisch.ex Hoffm.）Benth. et Hook. f. var. *formosana*（Boiss.）Shan et Yuan 的根。

▶**形态**　多年生直立草本，高1～1.5 m，基部粗3～5 cm。根肥大、肉质、圆锥形，长10～25 cm，粗2～4 cm，表面灰棕色，有多数较大的皮孔样横向突起，略排列成数行，切断面白色，有浓烈的香气。茎圆柱形，中空，有纵向沟纹，无毛。叶互生，基生叶为一回羽状分裂，茎生叶为二至三回羽状分裂，末回裂片长圆形、卵形或线状披针形，长2～7 cm，宽1～2.5 cm，边缘有锯齿，两面均无毛；叶柄基部扩大成鞘状而抱茎。花白色；复伞形花序生于枝顶或叶腋，花序梗和花梗均有短糙毛；总苞片1～2片或缺；小总苞片多数，狭披针形；花瓣5片；雄蕊5枚。果实卵圆形或长圆形，无毛，有5棱，背棱扁，侧棱翅状。花、果期7～9月。

▶**生境分布**　栽培植物。分布于我国江苏、浙江、江西、安徽、台湾、湖北、湖南、四川；越南也有栽培。

▶**采收加工**　通常种植1年后可采收，于秋季叶黄时采挖，晒干或趁鲜切片晒干。用时洗净，切碎。

▶**性味功效**　辛，温。解表祛风，排脓止痛，通窍，除湿，抗菌。

▶**用量** 3～10 g。

▶**验方** 1. 粉刺（青年面上痤疮）：白芷、黄芩、白附子、轻粉各15 g，共研细末，用蜂蜜适量调成膏状，每日洗脸后擦数次。同时取白芷、金银花、连翘、紫草各15 g，水煎代茶饮。如有便秘加大黄3～6 g同煎服。

2. 面上雀斑，粉刺：①白芷、茯苓、蛤粉、附子、密陀僧、沙姜各15 g，共研细末，用蜂蜜适量调匀擦面上，次日洗去。同时取白芷、防风、金银花、连翘各10 g，紫草15 g，水煎服。如有便秘加大黄（或土大黄）6 g同煎服。②白芷、白附子、滑石各15 g，绿豆200 g，荷花花瓣60 g，密陀僧、冰片各6 g。共研细末，早、晚洗面后取药末擦患处。

3. 粉刺，雀斑，皮肤皱黑：白芷、白附子、防风、贝母、滑石、菊花叶、皂荚各等量，共研细末，每日早、晚取药末擦患处。

4. 黄褐斑：①白芷适量（除去黄棕色粗皮）。研极细末，每次取30 g掺入婴儿护肤品中拌匀，每晚取此膏擦面，至少保留1小时，临睡前用纸巾揩去（勿用水洗），次日早晨才用水洗脸，每日1次，连用20日后，改为每2～3日擦1次，连续用药3个月为1个疗程。如有便秘，取金银花15 g，大黄6 g，水煎代茶饮。②白芷200 g，白附子40 g，共研细末；另取菟丝子400 g，洗净，加冷水1500 ml浸泡2～3小时，文火煮沸1小时，过滤取药液400 ml，将白芷和白附子药末趁热加入菟丝子药液中，搅拌均匀成膏状。每晚用温水洗脸后，取此药膏适量薄涂患处，保留2小时以上，临睡前用纸巾揩去药膏（勿用水洗），次晨才用水洗脸，每日1次，连用30日为1个疗程。如有便秘，取决明子30～60 g，水煎服。如有失眠，取党参、花生叶各15 g，水煎服。③白芷、丹参、当归、紫草各30 g。水煎浓液湿敷患处，每日1～2次。

5. 汗斑：白芷30 g，硫黄、密陀僧各15 g，冰片1 g。共研细末，用米酒适量调匀擦患处，随干随擦。

6. 面疮（颜面生赤豆样结疖，红烂流水，痒疼）：白芷、白附子、川芎、荆芥、防风、僵蚕、当归尾、桃仁、蝉蜕各10 g，金银

花、连翘各15 g，白鲜
皮20 g，地骨皮、地丁
各12 g，黄连、黄芩、
紫草、甘草各6 g。水
煎服。同时取大风子
20个，核桃肉10 g，樟
脑、水银各1.5 g，冰片
0.3 g。共捣烂成糊状，
用两层医用纱布包好，
涂面部患处，每日涂1～
2次。

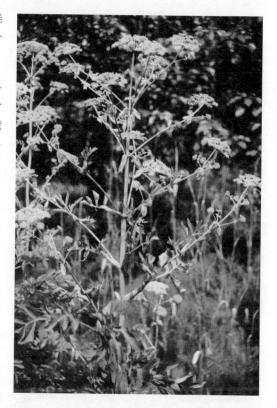

7. 白癜风：①白
芷、雄黄各等份，共
研细末，用茄子蒂蘸
药末擦患处。②白芷
100 g。捣碎，用70%
酒精500 ml浸泡10日后
过滤，取滤液加入氮酮
（化学药）50 ml，用棉
签蘸药液涂患处，每日2次，涂药后适度日晒。①、②方同时取白芷研
细粉，每次服3 g，每日服2次，开水送服。

8. 红斑狼疮，头面部湿疹，痤疮，酒渣鼻，疖肿：白芷、荆芥、
防风、黄芩、连翘、枳壳各10 g，栀子、当归、大血藤各12 g，黄连
3 g，桔梗、甘草各6 g。水煎服，每日1剂，连服30日为1个疗程。

9. 丹毒：白芷、雄黄各等量。共研细末，用米醋适量调成糊状
敷患处，每日3次。同时取金银花、一点红各30 g，板蓝根、栀子各
15 g，水煎服。

10. 牛皮癣：白芷、白菊花各30 g，白附子60 g，绿豆粉100 g，冰
片3 g。水煎，趁热洗患处，每晚洗1次。

11. 口疮：白芷、金银花、野菊花各10 g，黄连（或功劳木）3 g。水煎服。

12. 面部黑斑及面部黄褐色云彩：白芷30~50 g，桃花250 g。用米酒1000 ml浸泡30日后用，每日早晚或晚上饮此米酒20 ml，同时取此米酒少许放在手掌中，两手对擦至手热后，来回揉擦患处，连用30日为1个疗程。

13. 久病后头发脱落：白芷、生地黄、熟地黄、麦冬、山茱萸、白芍各10 g，制何首乌12 g，牡丹皮、川芎、地骨皮、甘草各6 g。水煎服，每日1剂，连服15日为1个疗程。

白 矾（明矾）

▶来源　原矿物为明矾石 Alunite。

▶性状　三方晶系。通常呈致密块状、细粒状或土状。白色，或夹杂浅灰、浅黄、浅红或浅褐色。玻璃光泽。透明至半透明。断口呈贝壳状或片状。硬度3.5~4.0。比重2.6~2.8。不溶于酒精，易溶于水，尤易溶于热水。性脆。以色白、透明、质硬而脆、整齐无杂质者为佳。

▶产地　黑龙江、甘肃、山西、浙江、安徽、湖北等省。

▶采收加工　将采收到的明矾石捣碎，放入锅内，加清水使之溶化，水溶液用滤纸过滤，将过滤液倒入蒸发器内蒸发，使之结晶。用时除去杂质，捣碎。

▶性味功效　酸、涩、寒；有毒。燥湿，杀虫，抗菌，止痒，收敛止血，蚀恶肉，消炎。

▶用量　1~1.5 g。多作外用。

▶禁忌　无湿热者和阴虚胃弱者忌服。内服大剂量白矾，刺激性大，可引起口腔及喉头烧伤、呕吐、虚脱，甚者死亡。

▶验方　1. 嘴唇糜烂：白矾、红糖（黄糖）各适量。共捣烂成糊

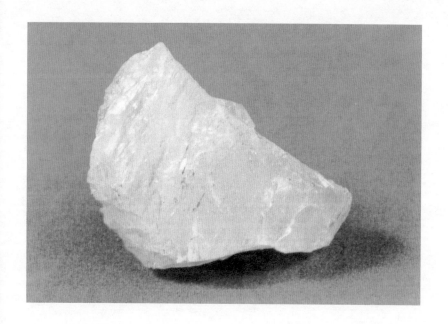

状，涂患处，每日涂数次。同时取一点红、金银花、野菊花各15 g，水煎代茶饮。

2. 眼睑周围潮红糜烂（烂眼边，又名睑缘炎）：①白矾研细末。取适量与鸡蛋清调匀涂患处。②白矾6 g，白菊花20 g。水煎，去渣，将煎液过滤分成3小碗，每次用1小碗洗患处，每日洗3次，每次用消毒棉花浸药液拭洗约5分钟。③白矾3 g，豨莶草15 g，皮硝（为极不纯的硫酸钠）10 g。水煎，去渣，先熏后洗，药汤倒入碗内，趁热将眼覆在碗口上，用热气熏眼，然后将煎液过滤分成3小碗，每次用1小碗再洗患眼，洗法同②方，每次洗前均须将药液重新加温。①、②、③方同时取一点红、千里光各30 g，水煎代茶饮。

3. 麦粒肿（针眼、偷针眼）：白矾6 g，食盐10 g。共拌匀，加入开水使药溶化，澄清或过滤后，分成3小碗，每日用药棉蘸（或浸）药液洗患处，每次用1小碗洗约5分钟。同时取金银花、一点红、野菊花各15 g，水煎代茶饮。

4. 汗斑：①白矾、青矾（皂矾）各15 g，胆矾10 g。共研细粉，用沸开水冲泡洗患处。②白矾适量，茅莓根适量。先用水煎茅莓根，再加入等量白矾调匀洗患处。

5. 面部水痘，红痒，破烂：白矾、蛾绵茧各适量。将白矾捣碎放入蛾绵茧内，再将茧放在无烟的炭火上焙，待矾枯后，研细末，涂撒患处，每日3次。同时取金银花、连翘、僵蚕各10 g，牛蒡子、防风各6 g，薄荷、甘草各3 g，水煎服。

6. 头癣：白矾适量，蜂房1个，蜈蚣2条。将白矾研末，放入蜂房孔中，与蜈蚣一起放瓦上用文火烤至焦，取出研末，每次取适量用茶油（或麻油）调匀擦患处，每日擦1次。

白 扁 豆

▶来源　豆科（或蝶形花科）植物扁豆 *Lablab purpureus*（L.）Sweet 的成熟种子。

▶形态　多年生缠绕草质藤本。茎圆柱形，无毛。叶互生，羽状复叶有3小叶；小叶片宽三角状卵形或卵圆形，长6～10 cm，宽约与长相等，先端尖，基部阔楔形或截形，边缘全缘，两面有很稀疏的短硬毛或几无毛，侧生小叶两边不等大，偏斜；托叶基着，披针形，几无毛；小托叶线形。花白色；总状花序直立，生于叶腋，长15～25 cm，2花至多花簇生于每一节上；花冠蝶形，旗瓣菱状阔卵形，表面有一大附属体；雄蕊10枚，其中9枚花丝合生；花柱扁平。荚果扁平，镰形或近椭圆形，顶端有喙弯曲成钩状，几无毛。成熟种子扁平肾形、长椭圆形或椭圆形，白色。花、果期4～12月。

▶生境分布　栽培植物。分布于全国各地；世界其他地区也有分布。

▶采收加工　秋季果实成熟时采收扁豆荚，晒干，搓去荚皮，取净种子，再晒干。用时洗净，捣碎。

▶**性味功效** 甘，微温。健脾止泻，和胃化湿，消暑解毒。

▶**用量** 10～15 g。

▶**验方** 1. 面部黄褐斑（黧黑斑）：白扁豆、白僵蚕、生地黄各15 g，当归12 g，川芎、白芷、白附子、赤芍、桃仁、红花各10 g，阿胶（另包，烊化冲服）、鹿角胶（另包，烊化冲服）、龟板胶（另包，烊化冲服）各6 g，龙血竭（或血竭）3 g。水煎服，每日1剂，分2次服，药渣再加水煎取药液洗患处，每日洗2～3次，每次洗半小时左右。连续用药30日为1个疗程。

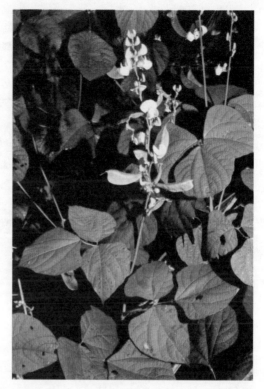

2. 脾热口角流涎：白扁豆、石斛、茯苓各15 g，滑石、焦白术各3 g，葛根、黄连各2 g，甘草1 g。共研细末，每次服药末10 g，每日服2次，灯心草3 g，煎汤送服。

白花蛇舌草（蛇利草、蛇舌草）

▶**来源** 茜草科植物白花蛇舌草 *Hedyotis diffusa* Willd. 的全草。

▶**形态** 一年生草本，高10～20 cm。茎纤细圆柱形，下部卧地，

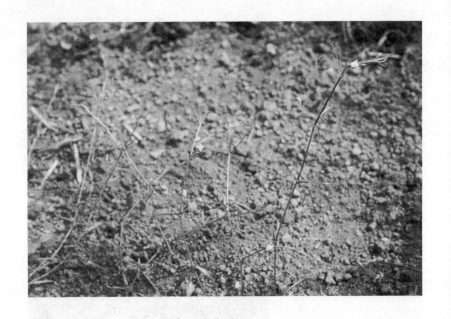

着地生根，无毛。单叶对生；叶片条形，无柄，长1～3 cm，宽1～3 mm，先端尖，基部与托叶相连，边缘全缘，两面均无毛；托叶膜质，无毛，顶端齿裂，基部合生成鞘状，长1～2 mm。花小，白色，单朵或成对生于叶腋，花梗长2～10 mm，无毛；花萼筒顶端4裂，无毛；花冠筒长约3 mm，无毛，上部4深裂；雄蕊4枚。果实扁球形，直径约3 mm，无毛，顶部有宿存的萼裂片。种子细小，淡棕黄色。花、果期7～10月。

▶**生境分布**　生于旷野沟边、田埂、地边、路边、湿润草地、园边、阴湿的空闲地。分布于我国浙江、江苏、江西、安徽、福建、台湾、湖北、湖南、广东、广西、海南、四川、云南、贵州；亚洲热带地区也有分布。

▶**采收加工**　夏、秋季采收，鲜用或晒干。用时洗净，切碎。

▶**性味功效**　苦、甘，寒。清热解毒，利尿消肿，抗菌消炎，抗肿瘤。

▶**用量** 15～30 g。

▶**禁忌** 孕妇忌服。

▶**验方** 1. 面部脓疱性痤疮：白花蛇舌草、生石膏各30 g，茵陈、蒲公英、虎杖根各15 g，金银花、夏枯草、黄芪、浙贝母、赤芍、地丁、连翘、玄参、桃仁各10 g。水煎服，每日1剂，连服30日为1个疗程。同时取硫黄、大黄各等量，水煎浓汤洗患处。

2. 面部扁平疣：白花蛇舌草、黄芪各30 g，茵陈、半枝莲、虎杖根各20 g，丹参、当归、莪术、白术、焦三仙（即炒山楂、炒神曲、炒麦芽）各10 g。水煎服，每日1剂，连服30日，早晚分2次服，连服30日为1个疗程。同时每晚睡前用温开水洗面后，再取上药煎液适量，用消毒纱布浸药液轻擦洗患处，每日洗2～3次，每次洗15～30分钟。

3. 汗斑：鲜白花蛇舌草、煤油（火油）各适量。将白花蛇舌草捣烂，用煤油浸泡过药面，浸渍12小时后，取此浸油擦患处，每日擦2～3次。或鲜白花蛇舌草适量，煤油少许，共捣烂，用薄布包好擦患处，每日擦2～3次。

4. 面部疔疮疖肿：①鲜白花蛇舌草、鲜半边莲各适量。共捣烂，调醋涂患处。同时取白花蛇舌草、金银花、野菊花各30 g，犁头草（长萼堇菜）、甘草各15 g，蒲公英10 g。水煎服。②鲜白花蛇舌草、鲜匍伏堇（或长萼堇菜）、鲜墨旱莲、鲜半边莲各适量，共捣烂敷患处。同时取白花蛇舌草、金银花、野菊花各30 g，水煎服。

5. 血燥型银屑病，皮肤干燥，色淡红或暗红：白花蛇舌草、生地黄、板蓝根（或马蓝根）、大青叶（或马蓝叶）、薏米各30 g，鸡血藤、丹参各15 g，当归、赤芍、麦冬各10 g，川芎、陈皮各6 g。水煎服。

6. 面部囊肿性或硬结性痤疮：白花蛇舌草60 g，桑白皮、枇杷叶各15 g，栀子、黄柏、当归各10 g，白芷、黄连各6 g，甘草3 g。水煎服，每日1剂，连服30日为1个疗程。有瘘管者加百部、夏枯草各15 g同煎服。同时取硫黄、大黄各等量，共研细末，每次取适量用凉开水调成糊状涂患处，每日涂1～2次。

7. 面部热毒血瘀型痤疮，有大小不等的多数囊肿，红肿疼痛，破溃流脓，可挤出血清性或白色胶状脓液，有少数瘢痕：白花蛇舌草20 g，野菊花、黄芪各15 g，金银花、黄芩、赤芍、山楂、丹参、浙贝母、重楼（七叶一枝花）各10 g，月季花、甘草各6 g。水煎服，每日1剂，连服15日为1个疗程。同时取白芷、丹参、金银花、野菊花、月季花、大黄（或土大黄）各15 g，水煎浓汤，热敷按摩外洗患处，每日敷洗1~2次，连续用药20日为1个疗程。另取硫黄粉10 g，黄连粉、维生素B$_6$各3 g，凡士林78 g，共调匀，每日擦患处1~2次。并每日服维生素B$_6$、维生素B$_2$和维生素C，每日3次，每次各服2片，饭后服。

8. 青年面部痤疮，散在黑头粉刺，颜面红色，油脂多，丘疹、脓疱或结节，口渴，大便干，小便黄，女性可在月经前加重，或月经有血块：白花蛇舌草、丹参各30 g，夏枯草15 g，黄芩、连翘、金银花各10 g。水煎服，每日1剂，饭后服，连服40日为1个疗程。同时取硫黄、大黄各等量，共研细末，每次取适量用凉开水调匀涂敷患处，每日涂1~2次。

9. 肺热型面部痤疮：白花蛇舌草30 g，野菊花、黄芩、蒲公英、桑白皮、地骨皮、枇杷叶各10 g。水煎服，每日1剂，连服30日为1个疗程。同时取大黄、硫黄各等量，共研细末，每晚取适量用凉开水调匀涂敷患处。

玄 参（元参）

▶来源　玄参科植物玄参 *Scrophularia ningpoensis* Hemsl. 的根。

▶形态　多年生高大草本，高0.6~1.2 m。根肥厚肉质，圆柱形，长6~20 cm，直径1.5~4 cm，外表淡黄褐色、黄褐色或灰黄褐色，支根数条，纺锤形或胡萝卜状肥大，粗达3 cm。茎四方形，有浅槽，无毛或有腺状微柔毛。单叶对生或生于茎上部的有时互生；叶片卵形、卵状披针形或披针形，长7~20 cm，宽3.5~12 cm，先端尖，基部圆

形或宽楔形，边缘有锯
齿，上面无毛，下面散
生稀疏短柔毛；叶柄长
达4 cm。花褐紫色或暗
紫色；聚伞圆锥花序生
于枝顶；花序轴和花梗
均有腺毛；花梗长超过
1 cm；花萼5裂几乎达
基部，裂片顶端钝圆；
花冠5裂成唇形；发育雄
蕊4枚。果实卵圆形，带
顶尖长约9 mm，成熟时
开裂，内有多数种子。
花、果期6～11月。

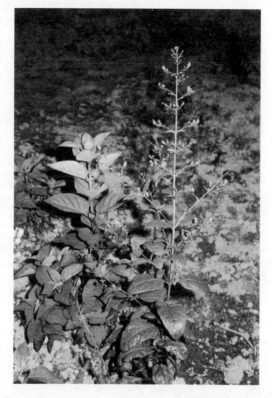

▶**生境分布** 生于
潮湿的山坡、草地、
溪谷边、丛林边、竹
林边、高草丛中或栽
培。分布于我国宁夏、
陕西、山西、甘肃、河北、河南、山东、江苏、浙江、江西、安徽、
福建、湖北、湖南、广东、广西、四川、云南、贵州；越南有引种
栽培。

▶**采收加工** 秋、冬季茎叶枯萎时采收，去净泥土，晒至半干
后，堆放3～6天，待其心部变黑时，再晒或烘（火力不宜过猛）至全
干。用时洗净，切片或切碎。

▶**性味功效** 甘、苦、咸，微寒。泻火解毒，凉血，滋阴，生津
润肠，抗菌，降压。

▶**用量** 10～15 g。

▶**禁忌** 不宜与藜芦同用。

▶**验方**　1. 青年面部痤疮：①玄参、苦参、沙参、党参各100 g，核桃仁（核桃肉）30 g。先将玄参、苦参、沙参和党参研细粉，再加入核桃仁共研细末并拌匀，水泛为丸如黄豆大，每晚睡前服10 g，用茶叶水送服，服药期间忌食葱、蒜、辣椒等。②玄参、麦冬、菊花、连翘、天花粉、地肤子各15 g，生地黄30 g，甘草10 g。水煎服。①、②方同时取硫黄、大黄各等量，共研细末，每次取适量用凉开水调匀涂患处，每晚涂1次。

2. 脱发，伴有面红、口渴、小便黄、大便干，每日排便1次：玄参、连翘各15 g，板蓝根、生地黄各12 g，柴胡、黄芩、地骨皮、牡丹皮、当归、赤芍各10 g，川芎9 g，升麻3 g，黄连、薄荷、甘草各6 g。水煎服，每日1剂，连服20～30日为1个疗程。

3. 牛皮癣（银屑病）伴有皮肤干燥、发痒、大便干，皮损处暗淡色：玄参、丹参、白鲜皮、重楼（或七叶一枝花）、大青叶（或马蓝叶）各15 g，生地黄30 g，火麻仁、连翘各10 g，山豆根（广豆根）6 g。水煎服，每日1剂。同时取百部100 g，加75%酒精300 ml浸泡10～15日（每日振荡数次）后，取浸液涂患处，每日涂2～3次。

4. 便秘，伴有阴虚，口燥：玄参、麦冬、桑椹各15 g。水煎服。

百　部

▶**来源**　百部科植物大百部 *Stemona tuberosa* Lour. 的块根（百部）、叶（百部叶）。

▶**形态**　多年生缠绕草质藤本。块根簇生，肉质，通常为纺锤形，长15～30 cm，直径1.5～2 cm，表面淡黄色，干后粗糙。茎细长圆柱形，无毛。单叶，对生或轮生，极少兼有互生；叶片卵形或卵状披针形，长6～15 cm，宽3～9 cm，先端渐尖，基部心形，基出脉7～13条，边缘全缘，两面均无毛；叶柄长3～10 cm。花黄绿色带紫红脉纹；单朵或2～3朵排成总状花序生于叶腋；花序柄与叶柄分离或偶有贴生于叶柄基部；花被片4片，披针形，长3.5～7.5 cm，宽0.7～1 cm；雄蕊4枚，紫红色。果实倒卵形，长2.5～6 cm，宽1～3 cm，成熟时暗红色，内有多数种子。花、果期4～8月。

▶**生境分布**　生于山坡林下、山谷、路边、溪边、阴湿岩石和石山灌丛中。分布于我国江苏、浙江、江西、福建、台湾、安徽、湖北、湖南、广东、广西、海南、四川、云南、贵州；越南、老挝、柬埔寨、泰国、缅甸、印度、菲律宾也有分布。

▶**采收加工**　根：秋季采收，除去须根，洗净，鲜用或用沸水略烫或蒸至无白心，取出晒干。用时洗净，切片或切碎。叶：夏、秋季采收，鲜用。用时洗净。

▶**性味功效**　甘、苦，微温；有小毒。润肺止咳，杀虫，止痒。

▶**用量**　3～10 g。

▶**验方**　1. 酒渣鼻：百部100 g。放入200 ml 95％酒精中浸泡7～10日，取此浸液擦患处，每日擦2～3次，连擦30日为1个疗程。同时取枇杷叶、桑白皮、白花蛇舌草、黄柏各10 g，甘草、黄连各6 g，水煎

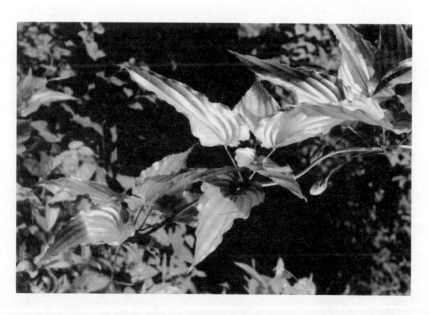

服。如伴有大便干、小便赤者，加大黄、紫草各10 g同煎服。用药期间忌饮酒，忌吃辛辣、厚味及肥甘食物。

2. 面部扁平疣：①百部、苦参、白鲜皮、茯苓皮、地肤子、牛蒡子、荆芥、防风、菊花、桑叶各10 g，薏米、蒲公英、板蓝根（或马蓝根）各15 g。水煎服，每日1剂，连服30日为1个疗程。痒甚加乌梅10 g，因情绪波动而疣体增加者加代赭石、磁石、牡蛎（均另包先煎）各30 g，同煎服。同时取百部、苦参各10 g，马齿苋、蛇床子各15 g，白矾、红花、薄荷（后下）各6 g，水煎约20分钟，取煎液洗患处，每日早晚各洗1次。坚持用药至愈。②百部、大青叶（或马蓝叶）、紫草、桑叶、菊花、当归、僵蚕、干蟾皮各10 g，川芎6 g，薏米、牡蛎（先煎）各30 g。水煎，浓缩成500 ml，每次服20 ml，每日服3次，连服60日为1个疗程。

3. 汗斑，红癣：鲜百部适量。切片，擦患处，每日擦数次。

4. 发虱，体虱：鲜或干百部100 g，捣烂或捣碎，浸于500 ml酸醋内2～3小时，或浸于500 ml洗米水内12～15小时，取浸液擦患处，每日擦2～3次。

5. 发癣（癞痢头）：鲜百部30 g，鲜松树针叶60 g。水煎，取煎液洗去患处白痂，再取松香、百草霜（烧草木的锅底灰）各等量，共研细末，用茶油调匀涂患处。

6. 唇疔：鲜百部叶适量，蜂蜜适量。共捣烂敷患处。同时取金银花、一点红各30 g，水煎服。

7. 头癣：百部500 g，羊蹄根（蓼科植物羊蹄的根）30 g，及己（又名四块瓦，金粟兰科植物及己的全草）100 g。共研细末，每次取药末适量，用麻油（或茶油）调匀擦患处，每日擦1～2次，连用10日为1个疗程。擦药前先将头发头痂剃光，并用温水洗净。

当 归

▶**来源** 伞形科植物当归 *Angelica sinensis*（Oliv.）Diels 的根。

▶**形态** 多年生直立草本，高40～100 cm。根肉质呈圆柱状，通常有3～5条分枝或更多，黄棕色，有浓郁的特殊香气。茎无毛，有纵深沟纹。叶互生，三出式或二至三回羽状分裂，末回裂片卵形或长圆状披针形，长1～2 cm，宽0.5～1.5 cm，2～3浅裂，边缘有缺刻状锯齿，齿端有尖头，边缘和叶面有乳头状白色细毛；叶柄长3～11 cm，基部膨大成管状的叶鞘；茎上部叶简化成囊状的鞘和羽状分裂的叶片。花白色；复伞形花序生于枝顶，花序梗长4～7 cm，和花梗均密生短柔毛；伞幅9～30枝；总苞片2片，线形，或无总苞片；小总苞片2～4片，线形；花瓣5片；雄蕊5枚。果实椭圆形，长约6 mm，宽约4 mm，成熟后呈两半开裂，分果有果棱5条。花、果期6～9月。

▶**生境分布** 栽培植物，多栽培于海拔2000～3000 m的多雨山区及高原平坦牧场地带。分布于我国陕西、甘肃、湖北、四川、云南、贵州；越南也有栽培。

▶**采收加工** 秋末采收，先放在通风处晾至半干，捆成小把上棚或挂于室内烘架上，用微火慢慢烟熏，至八成干（表皮呈灰棕色或紫褐色），即停止用火烘，由其自然干燥。用时洗净，切薄片。

▶**性味功效** 甘、辛，温。活血祛瘀，养血补血，调经止痛，润肠通便。中医认为，当归尾行血，全当归和血，当归身（当归）补血。

▶**用量** 5～10 g。

▶**验方** 1. 黄褐斑，脾虚夹湿：当归、党参、炒白术、茯苓、生地黄、赤芍、川芎各10 g，炙黄芪15 g，桃仁、红花、大枣各12 g，甘草6 g。水煎服，每日1剂。同时取当归、白芷、丹参、紫草各30 g，水煎浓汤，湿敷患处，或浓缩成稀膏状涂患处，每日1～2次。

2. 粉刺：当归、白芍、白术、柴胡各10 g，茯苓15 g，薄荷、甘草

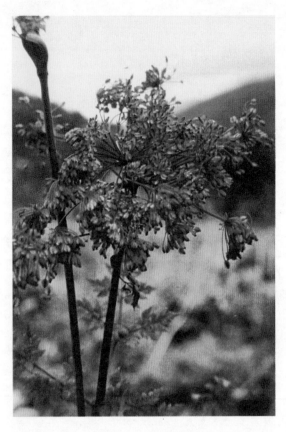

各6 g，生姜3片。水煎服。同时取大黄、硫黄各等量，共研细末，每次取适量，用凉开水调成糊状敷患处，每晚睡时敷，次晨洗去，或每次敷1～2小时，每日敷1～2次，也可将药末搓成球状，滚擦患处，每次约10分钟，每日滚擦数次。

3. 斑秃：①当归尾、柴胡、牛膝、红花、白芍、桔梗、枳壳各10 g，生地黄、桃仁各12 g，川芎6 g，甘草3 g。水煎服。②当归、白芍各15 g，羌活20 g，熟地黄、川芎、钩藤、菟丝子、木瓜各10 g，天麻、甘草各6 g。水煎服。

4. 头部黄水疮，红肿溃烂，时流黄水，疼痛发痒：当归、生地黄、金银花、连翘、赤芍、荆芥、防风、川芎各10 g，黄芩、羌活、牛蒡子、薄荷各6 g，白芷、蝉蜕各5 g，葱白2根，生姜2片。水煎，饭后服，每日1剂。服药期间忌食辛辣。

5. 脱发：①当归、墨旱莲、女贞子、山茱萸、核桃肉、茯苓各15 g，生地黄60 g，制何首乌30 g，菟丝子、知母各6 g，盐黄柏3 g。共研细末，炼蜜为丸，如梧桐子大，每日早晚各服1次，每次服30

粒，开水送服，连服30~60日。②当归、菟丝子、羌活各10 g，熟地黄15 g，白芍12 g，川芎、木瓜、天麻各6 g，青盐1.5 g。水煎，早晚服，每日1剂，连服30~60日。③当归、天麻、黄芪各15 g，熟地黄10 g。水煎服。④当归、柏子仁各500 g。研末，炼蜜为丸，每次服6~10 g，每日服3次，开水送服。

6. 贫血，面色无华：①当归、阿胶（另包，烊化冲服）各10 g，熟地黄15 g。水煎服。②当归、阿胶（另包，烊化冲服）、鹿角胶（另包，烊化冲服）各10 g，熟地黄、白芍各15 g。水煎服。③当归、白芍、熟地黄各15 g，磁石、阿胶（另包，烊化冲服）各10 g，大枣5枚。水煎服。④当归10 g，黄芪30 g。水煎服。⑤当归、白芍、黄芪各10 g，制何首乌12 g。水煎服。

7. 气阴两虚所致的习惯性便秘：当归、白术各10 g，黄芪、肉苁蓉、生地黄、郁李仁各15 g。水煎服。

8. 血虚肠燥所致的便秘：①当归10 g，火麻仁15 g。水煎，加蜂蜜适量冲服。②当归、制何首乌各15 g。水煎服。

9. 银屑病：当归、黄芪各15 g，生地黄、白蒺藜各30 g。水煎服，每日1剂。同时取侧柏叶、野菊花各500 g，水煎洗患处。

10. 妇女产后便秘，老人便秘：当归、党参、火麻仁各10 g。水煎服。

11. 血小板减少性紫癜，面色无华：①当归、龙眼肉、五味子各15 g，黄芪、黑豆各30 g，红枣10枚。水煎服。②当归、党参、黄芪、茜草、制何首乌、白芍、酸枣仁、蒲黄各10 g。水煎服。

决 明 子（草决明）

▶**来源** 豆科（或云实科）植物决明 *Cassia tora* L. 的成熟种子。此外，叶也供药用。

▶**形态** 一年生直立亚灌木状草本，高0.4~1 m。茎圆柱形，无

67

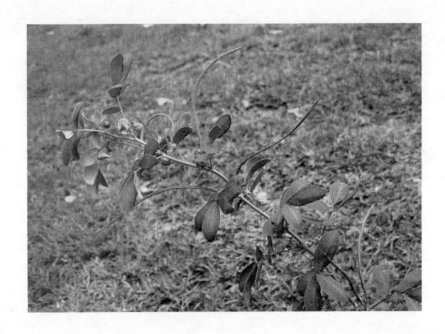

毛。叶互生，一回双数羽状复叶，仅有小叶3对；小叶片倒卵形或倒卵状长圆形，长2~6 cm，宽1.5~2.5 cm，边缘全缘，先端圆钝而有小尖头，基部偏斜，上面近无毛，下面有短柔毛；叶柄上无腺体；叶轴上每对小叶间各有1枚棒状腺体；小叶柄长约2 mm；托叶线状锥尖，早落；无小托叶。花黄色，成对生于叶腋，生于最上部的聚生；花梗长1~1.5 cm；花瓣通常5片，不等大，下面2片略长；能育雄蕊7枚，花药顶孔开裂，花丝短于花药；退化雄蕊3枚（花药退化）。荚果近四棱柱形，两端尖，长达15 cm，宽约4 mm，弯曲，内有种子20多粒；成熟种子菱形，光滑无毛，绿棕色或暗棕色。花、果期8~11月。

▶生境分布　生于荒地、路边、村边、旷野山坡、河滩沙地或栽培。分布于我国山东、江苏、浙江、江西、安徽、福建、台湾、湖北、湖南、广东、广西、海南、四川、云南、贵州；世界热带、亚热带地区也有分布。

▶采收加工　种子：秋季采收成熟荚果，晒干，打下种子，除净杂质，再晒干。用时洗净，捣碎。叶：夏、秋季采收，洗净，鲜用，随用随采。

▶**性味功效**　甘、苦、咸，微寒。清热明目，润肠通便，抗菌，降压，降血脂，降胆固醇。

▶**用量**　10～15 g。

▶**验方**　1. 目赤肿痛，羞明多泪（急性结膜炎）：①决明子15 g，菊花10 g。水煎服。②决明子、桑叶、黄芩各10 g，白菊花15 g。水煎服。③决明子、菊花各10 g，夏枯草12 g。水煎服。④决明子10 g，千里光12 g，路边菊（马兰草）15 g。水煎服。⑤鲜决明叶60 g，鲜狗肝菜、鲜木贼各30 g，鲜薄荷15 g。水煎服。⑥决明子、刺蒺藜、木贼、菊花各10 g。水煎服。⑦决明子、木贼各10 g，野菊花15 g。水煎服。

2. 大便燥结，习惯性便秘：决明子20 g。水煎服。

3. 便秘：①决明子10 g，火麻仁、生地黄各15 g，郁李仁12 g。水煎服。②决明子、火麻仁、瓜蒌子各10 g。水煎服。

4. 口腔炎，口腔黏膜溃疡，口中热痛，小便少而色浓：决明子30 g。水煎浓汤，等凉后含嗽，每次含数分钟，每日含3次。含嗽时随唾液咽下一些药液也可。

5. 麦粒肿：决明子、车前子（布包煎）、淡竹叶、茯苓、泽泻、赤芍、炒栀子各10 g，黄芩、柴胡、羌活各6 g，升麻、黄连、甘草各3 g。水煎服。有便秘者加大黄（后下）或土大黄10 g同煎服。同时取一般眼药水滴患眼（按说明书使用）。治疗期间忌食蛋类。

红　花

▶**来源**　菊科植物红花 *Carthamus tinctorius* L. 的管状花。

▶**形态**　一年生直立草本。高达90 cm。茎光滑无毛，绿白色。单叶互生，无柄；叶片长椭圆形或披针形，长4～15 cm，宽1～6 cm，

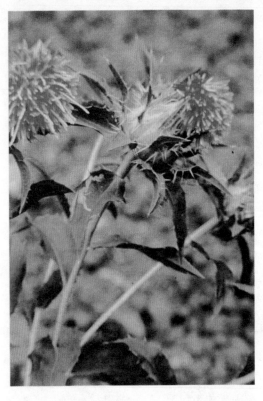

边缘有锯齿，齿顶有针刺，两面无毛、无腺点。花红色或橘红色；头状花序直径3～4 cm，在枝顶排成伞房状，为苞片所围绕，苞片椭圆形，边缘及顶端有针刺；总苞球形，总苞片光滑无毛，顶端渐尖，边缘有篦齿状针刺或无针刺；全部为管状花，花冠长约2.8 cm，花冠管长约2 cm，5裂；雄蕊5枚，花药连合。瘦果扁平乳白色，有4棱，顶端无冠毛。花、果期5～8月。

▶**生境分布** 栽培植物。分布于全国各地；俄罗斯、朝鲜、日本也有栽培。

▶**采收加工** 夏季早晨采收，摊在通风处阴干或晒干。

▶**性味功效** 辛，温。活血通经，散瘀止痛。

▶**用量** 3～10 g。

▶**禁忌** 孕妇忌服。

▶**验方** 1. 酒渣鼻：红花、黄芩、当归、赤茯苓、五灵脂各10 g，生地黄、赤芍各20 g，川芎5 g，陈皮、甘草各6 g，生姜3片。水煎服。孕妇忌服。同时取大风子种仁20 g，核桃肉10 g，水银2 g，先将前2味药捣烂，再与水银（用唾液研开）调匀，将药用纱布两层包好擦患处，每日擦2～3次。忌入口、眼，用后洗手。

2. 白癜风：红花、当归、丹参各10 g，何首乌、生地黄、熟地黄各30 g，夏枯草、白芍、黑芝麻各15 g，远志6 g，龙胆草5 g。水煎服。孕妇忌服。同时取白芷、雄黄各3 g，共研细末，用白茄子蒂蘸药末擦患处。

3. 酒渣鼻，白癜风，斑秃：红花、桃仁各10 g，丹参、赤芍各15 g，川芎5 g，红枣5枚，生姜3片。水煎服。孕妇忌服。治疗酒渣鼻者同时取白果（银杏）嚼烂与酒糟调匀敷患处，夜敷日洗。

4. 面部痤疮，色素斑痕：红花、桃仁各20 g，丹参、赤芍、生地黄、连翘各50 g，板蓝根（或马蓝根）100 g。用75%酒精2000 ml浸泡10日，反复浸泡4次，提取过滤，制成药液，每日取药液涂于色斑处。同时取红花、白扁豆、五味子各15 g，细辛、乌梅各25 g，白芷、白附子、白芍、当归各50 g。共研细末，用凉开水调药末敷患处（敷药前先洗面），每隔4日敷1次。

赤 豆 (赤小豆)

▶来源　豆科（或蝶形花科）植物赤豆*Phaseolus angularis* Wight的成熟种子。

▶形态　一年生直立草本，高达70 cm。茎有疏长硬毛。叶互生，羽状复叶，有小叶3片；小叶片卵形或菱状卵形，长4～10 cm，宽4～8 cm，边缘全缘或浅3裂，两面均有疏长硬毛；托叶盾状着生，箭头形，长0.9～1.7 cm，有疏长硬毛；小托叶钻形，有疏长硬毛；侧生小叶偏斜；花黄色；总状花序生于短的总花梗顶端，有花5～6朵，花梗极短；总花梗和花梗均有疏长硬毛；花冠蝶形，长约9 mm；雄蕊10枚，其中9枚花丝合生。荚果圆柱状，长5～8 cm，宽约6 mm，平展或下弯，无毛，内有种子6～10粒；成熟种子短圆柱形，长约6 mm，直径约5 mm，两端较平截或钝圆，表面暗棕红色，有光泽，种脐不突起。花、果期夏、秋季。

▶**生境分布** 栽培植物。分布于全国各地；美洲、非洲等地也有引种栽培。

▶**采收加工** 秋季果实成熟尚未开裂时拔取全株，晒干，打下种子，除净杂质，再晒干。用时洗净，捣碎。

▶**性味功效** 甘、微酸，平。利尿消肿，解毒排脓，清湿热，健脾胃。

▶**用量** 10～30 g。

▶**验方** 1. 面部黄褐斑，伴有体弱、月经失调、失眠等：赤豆、

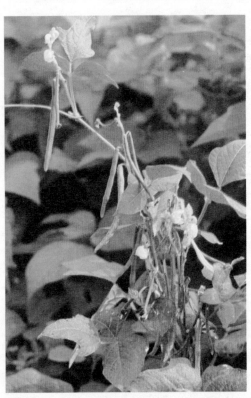

绿豆、黑豆、金银花、生地黄、丹参、赤芍、甘草各15 g。水煎服，每日1剂，连服30～40日为1个疗程。或上药各等量，水煎，制成浓缩液，每次服20～30 ml，每日服3次，连服60日为1个疗程。同时取硫黄、密陀僧、白附子各等量，共研细末，用黄瓜蒂蘸药末擦患处，每晚擦1次。

2. 下肢丹毒：赤豆、茜草各15 g，三白草根30 g，黄柏、金银花、蒲公英、牛膝各10 g。水煎服，每日1剂。

赤 小 豆

▶**来源** 豆科（或蝶形花科）植物赤小豆 *Vigna umbellate*（Thunb.）Ohwi et ohashi 的成熟种子。

▶**形态** 一年生直立草本。嫩茎有黄色长柔毛，老茎无毛。叶互中，羽状复叶，有小叶3片；小叶片卵形或披针形，长10～13 cm，宽5～7.5 cm，边缘全缘或微3裂，两面叶脉有疏毛；托叶盾状着生，披针形或卵状披针形，长1～1.5 cm，两端渐尖；小托叶钻形。花黄色；总状花序生于叶腋，有花2～3朵；苞片披针形；花序轴上花梗着生处有腺体；花冠蝶形，长约1.8 cm，宽约1.2 cm；雄蕊10枚，其中9枚花丝合生。荚果圆柱状，下垂，长6～10 cm，宽约5 mm，无毛，内有种子6～10粒。成熟种子长圆形或长椭圆形，长5～8 mm，直径3～5 mm，表面紫红色或暗红色，无光泽或微有光泽，一侧有白色突起种脐，中间凹陷成纵沟；另一侧有1条不明显棱脊。花、果期5～8月。

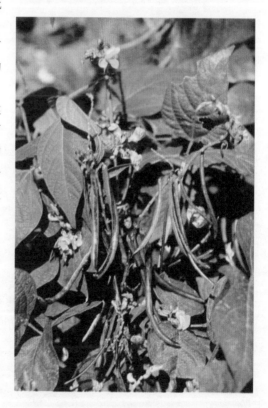

▶**生境分布** 栽培植

物。分布于我国湖南、湖北、广东、广西、海南、福建、台湾等地；越南、柬埔寨、老挝、泰国、缅甸、印度、菲律宾、马来西亚、印度尼西亚、朝鲜、日本等地也有分布。

▶**采收加工**　同赤豆。

▶**性味功效**　同赤豆。

▶**用量**　同赤豆。

▶**验方**　同赤豆。

苍　术（茅术、茅苍术）

▶**来源**　菊科植物苍术 *Atractylodes lancea*（Thunb.）DC. 的根状茎。

▶**形态**　多年生直立草本，高30～90 cm。根状茎结节状圆柱形或疙瘩块状，肥大，直径1～4 cm，表面灰棕色或黑棕色，切断面有特殊香气和黄色油点。茎圆柱形，有稀疏的蛛丝状毛或无毛。单叶互生；叶片硬纸质，倒卵形、长倒卵形、倒披针形或长倒披针形，长2～9 cm，宽1.5～6 cm，边缘有针刺状毛或三角形刺齿，两面均无毛。茎下部叶为三至五羽状深裂或半裂，侧裂片椭圆形、长椭圆形或倒卵状长圆形，顶裂片圆形或倒卵形。花白色或淡紫色；头状花序单个生于枝顶；总苞直径1～1.5 cm；总苞片针刺状羽状全裂或深裂，内层苞片上部有时变紫红色；全为管状花，花冠管5裂；雄蕊5枚或退化不发育。瘦果倒卵形，有毛，顶端有污白色冠毛。花、果期6～10月。

▶**生境分布**　生于山坡草地、林边、灌丛、岩缝中、疏林下或栽培。分布于我国黑龙江、辽宁、吉林、内蒙古、陕西、甘肃、山西、河北、河南、江苏、浙江、江西、安徽、湖北、湖南、四川；俄罗斯远东地区及朝鲜也有分布。

▶**采收加工**　春、秋季采收，用火燎去须根，晒干或切片晒干。用时洗净，切薄片或切碎。

▶**性味功效** 辛、苦，温。燥湿健脾，祛风湿，散寒。

▶**用量** 3～10 g。

▶**验方** 1. 白癜风：苍术、白芷、制何首乌、墨旱莲、威灵仙、刺蒺藜、沙苑子、浮萍各30 g，紫草、丹参各20 g，补骨脂15 g。共研细末，每次服6 g，每日服3次，饭后半小时服。同时取三仙丹、硫黄各等量，共研细末，用75％酒精浸湿棉球，用此湿棉球蘸药粉轻搽患处。

2. 体虚浮肿：苍术、陈皮各等量。共研细末，水泛为丸，每次服6 g，每日服2次，开水送服。

3. 青年白发：苍术、桑椹、枸杞子各等量。共研细末，炼蜜为丸，每日早、晚各服10 g，开水送服。连服3个月。

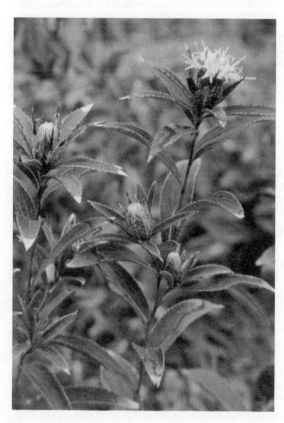

4. 面部、头部脓疱疮：苍术、黄柏、枯矾各30 g，轻粉、冰片各10 g。共研细末，取适量药末用植物油（如茶油、菜油、花生油、麻油等）调成膏，涂患处，每日涂2～3次。同时取苍术、黄柏各5 g，石膏10 g，黄芩、杏仁各3 g，黄连、甘草各1.5 g。水煎服。

苍耳草

▶来源　菊科植物苍耳*Xanthium sibiricum* Patrin ex Widder.的地上部分。此外，带总苞的成熟果实（苍耳子）也入药。

▶形态　一年生直立草本，高30～90 cm。根粗壮，纺锤形。茎圆柱形，有毛。单叶互生；叶片卵状三角形或宽卵形，长4～9 cm，宽5～10 cm，先端尖，基部浅心形，边缘有不明显的3～5浅裂或有不规则锯齿，两面均有毛。花小，黄色；头状花序近球形或椭圆形，无柄，单个或数个聚生于枝顶或叶腋；全为管状花。果实倒卵形，包于总苞内，成熟果实的总苞卵形或椭圆形，坚硬，连同喙长12～15 mm，宽4～7 mm，外面疏生具钩的细刺，刺长1～1.5 mm，基部不增粗。花、果期7～10月。

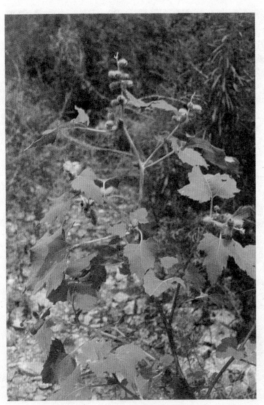

▶生境分布　生于路边、村边、田边、山野草地、山坡、平原。分布于全国各地；印度、越南、俄罗斯、朝鲜、日本、伊朗也有分布。

▶采收加工　地上部分夏、秋季花未开放

时采收，鲜用或晒干。用时洗净，切碎。苍耳子秋季采收，晒干。用时洗净，捣碎。

▶**性味功效**　苍耳草：辛、苦，寒；有毒。祛风散热，抗菌消炎，杀虫。苍耳子：辛、苦，温；有毒。散风湿，通鼻窍，抗菌消炎，抗疱疹病毒。

▶**用量**　苍耳草：15～30 g。苍耳子：3～10 g。

▶**禁忌**　血虚痹痛，阴虚头痛忌服。服用本品期间忌食猪肉。

▶**验方**　1. 面部雀斑：鲜苍耳草嫩叶芽适量，加盐少许共捣烂擦患处，每日擦10多次，连用30日为1个疗程。同时取紫草15 g，防风、白芷、金银花各10 g，水煎服。便秘加大黄6 g同煎服。

2. 汗斑：苍耳草、荆芥、薄荷（后下）各10 g。水煎服。同时取硫黄、轻粉、密陀僧、樟脑各等量，共研细末，用老生姜蘸药末擦患处，擦至发热为度，汗出时擦效果更好，每晚擦1次，保留24小时以上。或取酸阳桃、韭菜各30 g，茄子15 g，均取鲜品，共捣烂擦患处，每日擦2～3次，连续用15～30日为1个疗程。

3. 头面部疔疮：鲜苍耳草100 g，捣烂，加米酒50 ml拌匀，榨汁顿服。同时取苍耳叶、毛冬青叶各等量（单用苍耳叶亦可），研细末，每次取适量，用米醋调匀涂敷患处，每日涂1～2次。

4. 皮癣、湿疹：①鲜苍耳草、鲜千里光、鲜苦楝叶各500 g，鲜大叶桉叶、鲜了哥王、鲜马缨丹茎叶各250 g。水煎成浓液，去渣，浓缩成膏，涂患处，每日涂2～3次。用药期间忌食辣椒、干鱼。②苍耳草适量。水煎浓液，熏洗患处，每日洗1～2次。

5. 鼻炎、鼻窦炎：苍耳子、白芷、藁本各10 g，麻黄、薄荷（后下）各6 g。水煎服。

6. 白癜风：苍耳草、赤茯苓、益母草各15 g，灵磁石（或自然铜）30 g（另包，先煎），白蒺藜、八月扎（木通科木通的果实，又名预知子）各20 g，全当归、白芷、郁金各10 g。水煎服，每日1剂，连服15日为1个疗程。伴有大便干结、面赤、心情急躁者加栀子、牡丹皮、重楼（七叶一枝花）各10 g同煎服；伴有面色萎黄、神疲讷呆、大便溏者加补骨脂10 g同煎服；皮损在头面部者加白芷、升麻、桔梗、羌活、藁本各10 g同煎服。同时取补骨脂60 g，捣碎，加75％酒精200 ml浸泡15日后，取浸液擦患处，每日擦1～2次，并配合晒日光。

芦 荟（油葱、斑纹芦荟）

▶**来源** 百合科植物芦荟*Aloe veral.* var. *chinensis*（Haw.）Berger. 叶中的汁液经浓缩的干燥品（芦荟），鲜叶或鲜叶片汁液（芦荟汁）。

▶**形态** 多年生草本。茎短。单叶互生呈莲座状；叶片肉质，肥厚多汁，汁液带黏性，

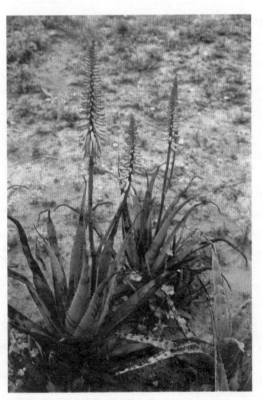

条状披针形或披针形，长10～30 cm，基部宽3～5 cm，边缘疏生刺状小齿，两面均无毛，粉绿色，有长圆形白色斑纹或斑点。花黄色或淡黄色而有红斑；花枝由叶丛中抽出，高60～90 cm，通常不分枝，总状花序长9～20 cm，有花几十朵；花梗长约6 mm，下垂；苞片披针形，先端锐尖；花被圆筒状，长约2.5 cm，6裂；雄蕊6枚，与花被近等长或略长。蒴果三角形，内有多数种子。花、果期7～9月。

▶**生境分布** 栽培植物。全国各地有栽培，亚洲南部和非洲也有栽培。

▶**采收加工** 全年可采收，割取新鲜叶片，收集叶片汁液，放入锅内熬成稠膏，倒入容器，冷却凝固即为芦荟。或直接采割鲜叶，收集叶片汁液使用，称芦荟汁。

▶**性味功效** 苦，寒。清肝热，通大便，镇静，安神，拔毒消肿，杀虫，抗癌。

▶**用量** 芦荟1.5~5 g，芦荟鲜叶30~60 g。

▶**禁忌** 孕妇忌服。芦荟汁有毒，忌入眼。

▶**验方** 1. 面部黄褐斑（面黣）：芦荟300 g，绿豆150 g。共研细末，取适量药末用鸡蛋清调成稀糊状敷面部患处，夏天可改用西瓜汁调敷，每日早晚敷1次，每次敷药保留约半小时，连续用药60~90日为1个疗程。如有大便不通，可取鲜芦荟叶60 g，水煎服；如有神经衰弱失眠，可取瓜子金30 g（或远志10 g）水煎2次，合并煎液，睡前1次服完。

2. 面部雀斑：鲜芦荟叶汁，涂面部患处，每日涂数次，连续用药2~3个月。涂药前先取茅莓根或全株（蔷薇科植物茅莓，又名蛇泡簕）适量，水煎浓汤，加入等量白矾调匀后洗患处。

补 骨 脂（破故纸、黑故纸）

▶**来源** 豆科（或蝶形花科）植物补骨脂 *Psoralea corylifolia* L. 的成熟果实。

▶**形态** 一年生直立草本，高50~120 cm。枝有柔毛和明显的黑褐色腺点。单叶或有时有1片侧生小叶，互生；叶片宽卵形，长4~9 cm，宽3~6 cm，边缘有粗锯齿，两面有疏毛或近无毛，有明显的黑色腺点；叶柄有腺点；托叶镰形。花黄色或蓝色，组成密集的总状花序或头状花序生于叶腋；总花梗长3~7 cm，有柔毛和黑褐色腺

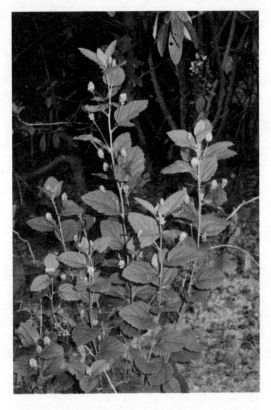

点；花萼有柔毛和黑褐色腺点；花冠蝶形，长约6 mm，旗瓣倒卵形；雄蕊10枚，花丝下部合生，上部分离。荚果卵形，长约5 mm，黑色，表面有网纹，内有种子1粒。果皮常与种皮粘连，以致种子不易分离，种子扁卵形。花、果期6～10月。

▶**生境分布** 生于山坡、溪边、田边、田埂上或栽培。分布于我国宁夏、甘肃、山西、河北、河南、江西、安徽、广东、广西、贵州、四川、云南；印度、越南、缅甸、斯里兰卡也有分布。

▶**采收加工** 秋季果实成熟时采收果枝，晒干，搓出果实，除去杂质，再晒干。用时洗净，捣碎。

▶**性味功效** 辛、苦，温。温肾助阳，固精缩尿，抗菌，抗白癜风，抗癌，促进皮肤色素新生。

▶**用量** 6～10 g。

▶**禁忌** 阴虚火旺、大便秘结者忌服。

▶**验方** 1. 白癜风，牛皮癣，秃发（斑秃）：补骨脂100 g，75%酒精300 ml。将补骨脂捣碎后放入酒精内浸泡约10日，用纱布过滤，滤液煮沸浓缩至90 ml左右，取药液直接涂擦患处，并配合晒太阳约半小时或配合紫外线照射约3分钟（对紫外线过敏者忌用）。同时取赤芍20 g，桃仁、红花各10 g，川芎6 g，老葱、生姜、红枣各5 g。水煎服。

2. 斑秃，早秃，颜面晦暗，乏力，口干，虚烦，气阴两损，久治不愈：补骨脂、丹参、制何首乌各120 g，当归、党参、女贞子、墨旱莲、生地黄、熟地黄、赤芍、麦冬各90 g。共研细末，水泛为丸，每次服10 g，每日服2次，早晚用开水送服。同时取补骨脂30 g，捣碎，用75％酒精100 ml浸泡7～10日后，取浸液擦患处，每日擦1～2次。

鸡 血 藤 （三叶鸡血藤）

▶**来源**　豆科（或蝶形花科）植物密花豆*Spatholobus suberectus* Dunn 的藤茎。

▶**形态**　木质大藤本。藤茎通常扁圆柱形，表面灰黑色或灰褐色，切断面淡红色，有3～8圈偏心环，如鸡血状的红色汁液从圈环内渗出，故名鸡血藤。嫩枝圆柱形，无毛。叶互生，一回羽状复叶，有小叶3片；小叶片宽椭圆形、宽倒卵形或近圆形，长10～20 cm，顶生的小叶片基部两侧对称，侧生的小叶片基部两侧不对称，边缘全缘，两面近无毛或有微柔毛，下面脉腋间常有髯毛；托叶早落；小托叶钻形。花白色；圆锥花序生于叶腋或小枝顶端；花萼5齿，裂齿先端圆或略钝，长不超过1 mm，比萼管短2～3倍；花冠蝶形，长约1 cm；雄蕊10枚，其中9枚花丝合生。荚果扁平，略弯，长8～11 cm，宽2.5～3 cm。表面密生短柔毛，网脉明显，通常内有种子1粒；种子长圆形，光滑。花、果期6～12月。

▶**生境分布**　生于山地疏林或密林沟谷中或灌丛中或栽培。分布于我国福建、广东、广西、海南、云南；越南也有分布。

▶**采收加工**　秋、冬季采收，趁鲜切片，晒干。用时洗净，切碎。

▶**性味功效**　微苦、涩，平。补血，活血，通经活络，祛风湿。

▶**用量**　10~15 g。

▶**验方**　1. 失血性贫血或营养性贫血，面色无华，胃口不好：①鸡血藤60 g。水煎，加米酒适量，分3次服。②鸡血藤50 g。水煎，去渣，煎液再加热浓缩至500 ml，加入米酒100 ml调匀，每次服20 ml，每日服3次。

2. 地中海贫血、面色无华：鸡血藤60 g，鸡矢藤15 g。水煎服。

3. 慢性再生障碍性贫血：鸡血藤、丹参、生地黄、党参、制何首乌、菟丝子、补骨脂、肉苁蓉各15 g，当归、鹿角霜、枸杞子各10 g，肉桂（另包，焗冲服）、甘草各6 g。水煎服。

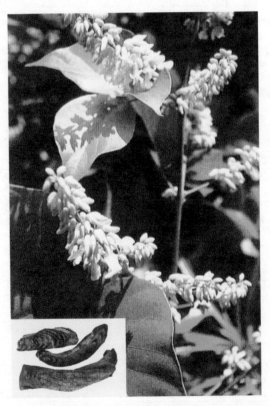

4. 慢性白细胞减少症、面色无华、全身乏力、头晕：鸡血藤、党参、芍药、桂枝、甘草各30 g。水煎服。

5. 白癜风：鸡血藤、丹参、防风、柴胡、当归、女贞子、墨旱莲各15 g，细辛10 g，共研细末，每次服3 g，每日服3次，温开水送服。同时取补骨脂60 g（捣碎），用75%酒精200 ml浸泡10日后取浸液擦患处。

6. 牛皮癣（银屑病）瘙痒，口渴烦躁，大便干：鸡血藤、薏米、板蓝根、大青叶、白花蛇舌草、白茅根、生地黄各30 g，槐花、紫草各15 g，当归、赤芍、丹参各10 g，川芎、陈皮各6 g。水煎服，每日1剂。同时取苦参、黄柏、黄芩、大黄各等量，共研细末，取药末30 g，加入蒸馏水200 ml，医用石炭酸（化学药）2 ml混合均匀，取药液涂擦患处，每日擦4～5次（用时摇匀）。

7. 脱发、面色㿠白、疲乏无力：鸡血藤、丹参各15 g，黄芪25 g，党参、白术、茯苓、当归尾、神曲各12 g，芍药、红花、川芎各10 g。水煎服，每日1剂，连服30日。

青　蒿

▶**来源**　菊科植物黄花蒿 *Artemisia annua* L. 的地上部分。

▶**形态**　一年生直立草本，高0.5～1 m。嫩枝叶揉之有浓烈的特异香气，也有人认为是臭气，故民间有香蒿、臭蒿之称。茎圆柱形，有细纵棱，无毛。叶互生，茎下部叶三至四回羽状深裂；茎中部叶二至三回羽状深裂；茎上部叶一至二回羽状深裂，每侧有裂片5～8枚，末回裂片线形，宽不到1 mm，边缘有裂齿，先端尖，下面淡绿色，有腺点，两面有微柔毛，中肋凸起；叶中轴与羽轴两侧通常无栉齿。花小，黄色；头状花序球形，直径1.5～2.5 mm，有短柄，在分枝上排成总状花序，在茎上组成开展的尖塔形圆锥花序；总苞半球形；全为管状花，花冠管5齿裂；雄蕊5枚，花药合生。瘦果扁卵形，无毛。花、果期8～11月。

▶**生境分布**　生于山坡向阳处、旷野、路边、荒地、林边、田间、草原、森林草原、干河谷、半荒漠及砾质坡地或盐渍化土壤上。分布于全国各地；亚洲、欧洲的温带、寒带及亚热带地区及非洲北部也有分布。

▶**采收加工**　秋季花盛开时采收，除去老茎及杂质，阴干。用时洗净，切碎或切短段。

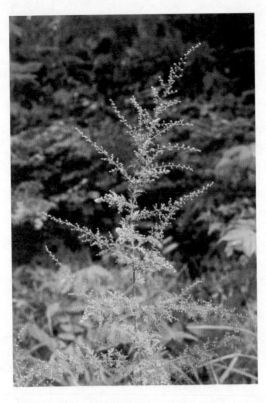

▶**性味功效** 苦、辛，寒。清热解暑，截疟，除蒸，抗菌，凉血。

▶**用量** 6～12 g。

▶**验方** 1. 脂溢性皮炎（白屑风）：青蒿500 g。加水1000 ml，煎至300～350 ml，加冰片5 g（先用酒精溶化）调匀，用棉球蘸药液涂患处，每日涂4次。同时取金银花、野菊花、蒲公英、紫花地丁（或犁头草）、栀子、茵陈各10 g，大黄、天葵子各6 g。水煎服。用药期间忌饮酒及吃辛辣食物。

2. 面部盘形红斑性狼疮：青蒿500 g。研极细末，加入蜂蜜1000～1500 ml调匀，制成药丸，每丸重9 g，每日服2～3次，每次服2丸，饭后温开水送服，连服60日为1个疗程。同时取肤轻松软膏或氢化可的松软膏外涂患处（按药品说明书使用）。

苦 参

▶**来源** 豆科（或蝶形花科）植物苦参 *Sophora flavescens* Ait. 的根。

▶**性状** 落叶灌木，高1～1.5 m。根圆柱状，表面黄褐色或黄色，切断面黄白色，味极苦。嫩枝圆柱形，有疏毛。叶互生，单数羽状复叶，有小叶6～12对，互生或近对生；小叶片椭圆形、卵形或披针形，长3～4 cm，宽0.5～2 cm，边缘全缘，上面无毛，下面有疏而短的柔毛或近无毛；叶柄有毛，托叶披针状线形，长约8 mm。花浅黄色或白色；总状花序疏散，生于枝顶；花冠蝶形，旗瓣倒卵状匙形，长13～14 mm，宽5～7 mm；龙骨瓣先端无突尖；雄蕊10枚，花丝分离。荚果长5～10 cm，稍四棱形，种子间收缩成不明显串珠状，有毛或近无毛，成熟时开裂成4瓣。种子长卵形，深红褐色或紫褐色。花、果期6～10月。

▶生境分布 生于山坡、山脚、沟边、路边、田野向阳处或沙地、草地、灌丛中。分布于全国各地；俄罗斯西伯利亚地区、朝鲜、日本、印度也有分布。

▶采收加工 秋、冬季采收，趁鲜切片，晒干。用时洗净，切碎。

▶性味功效 苦，寒；有毒。清热燥湿，抗菌消炎，杀虫，止痒。

▶用量 5～10 g。

▶禁忌 不宜与藜芦同用，脾胃虚寒者慎服。

▶验方 1. 青春期颜面痤疮：苦参25 g，丹参、紫花地丁（或犁头草）各20 g，金银花、百部、白芍各15 g，栀子、大黄各10 g。水煎服。同时取苦参、白鲜皮各20 g，当归30 g，大黄、黄柏、荆芥各15 g。水煎成200 ml，用3层医用纱布浸药液敷面部，每日敷2～3次，每次湿敷30～60分钟，然后用清水洗净。连续内服外用20～30日为1个疗程。

2. 面部火毒肿胀：苦参、黄柏、黄芩、甘草各30 g，花椒（或竹叶花椒）10 g。水煎浓汤洗患部。同时取石膏、轻粉各30 g，青黛、黄柏、黄连各10 g，冰片3 g。共研细末，先将面部用清水洗净，再用香油调药粉敷患处，每日1次。

3. 白癜风，前额有核桃大小白斑，手指也有黄豆大小白斑，奇痒难忍：苦参50 g，丹参、当归尾各25 g，防风20 g，川芎、栀子各

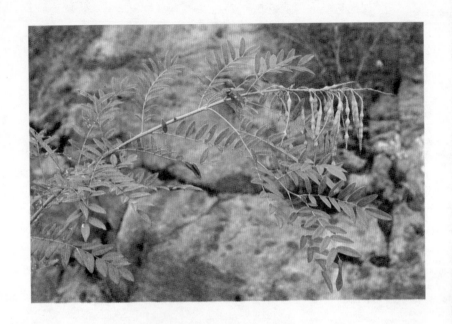

15 g，75％酒精500 ml。将药捣碎，放入酒精内浸泡7～10日，取药液擦患处，每日擦3次，10日为1个疗程。同时取防风、荆芥穗、栀子各10 g，生地黄15 g，甘草6 g，水煎服。

4. 睑缘炎（烂眼边）：苦参15 g，黄连（或功劳木）、防风、荆芥穗、五倍子各10 g，铜绿（铜青）2 g。水煎，用药棉蘸药液洗患处，每日洗3次，每剂药可洗2～3日。同时取金银花、千里光、野菊花各15～30 g，水煎服。

5. 风热痤疹，贴膏药后的过敏疹：苦参120 g，菖蒲50 g，猪胆5只。水煎洗患处，每日洗3～5次。

6. 脂溢性脱发，痤疮，脂溢性皮炎（头皮痒，落屑多，头发油性，易脱落）：苦参、大黄（或土大黄）、硫黄各等量。共研细末，先用温水洗头，再取此药末10 g，用水调成稀糨糊状洗头，待5～10分钟后，再用硫黄皂或香皂将头洗净，隔日用药1次，一般用15～20次为1个疗程。

7. 慢性唇炎，唇部糜烂发痒，灼热疼痛，肿胀，液体渗出：苦参、地肤子各30 g，白鲜皮15 g，土荆皮、蛇床子各10 g。水煎沸约10分钟后，每次取药液直接浸泡患唇约15分钟，每日浸数次，或用消毒纱布2～3层浸药液敷患唇，每日1剂，连用至愈。用药液直接浸患唇效果最好。

苦 楝

▶**来源**　楝科植物苦楝*Melia azedarach* L.的成熟种子（苦楝子）、树皮及根皮（苦楝皮）。

▶**形态**　落叶乔木，高约10 m。树皮纵裂，外面紫褐色或灰褐色或灰棕色，除去粗皮者淡黄色，内面淡黄色或类白色。根皮外层红色。嫩枝圆柱形，有星状毛，老枝无毛，有灰白色细点。叶互生，二至三回羽状复叶，小叶多数；小叶片卵形、椭圆形或披针形，长3～7 cm，宽2～3 cm，边缘有锯齿，两面均无毛，嫩时密生星状短柔毛。花紫色或淡紫色；圆锥花序生于叶腋；花瓣5片，倒卵状匙形，长约1 cm，内面无毛或有短

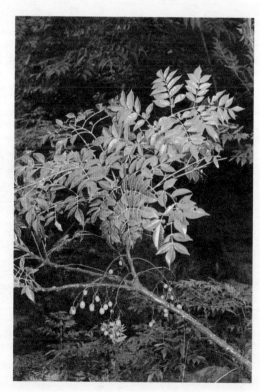

毛，外面有短柔毛；雄蕊10枚，花丝合生成筒状，顶端有裂齿，花药生于裂齿间。果实卵圆形，直径约1.5 cm，长约2 cm，成熟时淡黄色或黄色，内有种子1粒，卵球形。花、果期春、秋季。

▶**生境分布**　生于阳光充足的池塘边、沟边、山脚、旷野、林边、村边、屋旁或栽培。分布于我国青海、甘肃、山西、陕西、河北、河南、山东、江苏、浙江、江西、安徽、福建、台湾、湖北、湖南、广东、广西、海南、四川、云南、贵州、西藏；亚洲热带、亚热带其他地区也有分布。

▶**采收加工**　树皮、根皮春、秋季剥取，晒干或刮去粗皮晒干。用时切丝或切碎。种子秋、冬季采收，晒干。用时洗净，捣碎。

▶**性味功效**　苦，寒；有小毒。抗菌，消炎，杀虫，止血，清湿热，利大肠。

▶**用量**　5～10 g。

▶**验方**　1. 头癣：①苦楝子（或苦楝皮）适量（烤黄），研细末，用凡士林或猪油或植物油调匀成50%软膏（药末50 g，油100 g）。将头发剃光或剪短，先用清水洗，再用10%白矾水洗后，将药膏涂患处，每日早晚各涂1次，连续用药10日为1个疗程。②鲜苦楝子适量（打碎），放入植物油（花生油、茶油、菜油等）内熬煎，待冷，取上面的浮油擦患处，隔日擦1次。擦药前先剃光头，并用苦楝皮适量煎水洗头。连续用药10～20日为1个疗程。

2. 疥癣：①苦楝皮（或根皮）适量。研细末，用醋调（或用醋浸泡过药面），擦患处。②苦楝皮（或鲜苦楝叶）、千里光、两面针、辣蓼、生姜各适量。水煎浓液洗患处。

3. 脓疱疮生于面部、头部：苦楝皮、一点红、鲜大叶按叶、过塘蛇（柳叶菜科的水龙全草）各等量。水煎浓汤洗患部。同时取金银花、野菊花、一点红各15 g，水煎代茶饮。

4. 面颊、鼻尖及耳部冻疮：苦楝果肉2份，凡士林1份，冰片少许。将苦楝果肉与凡士林共熬成膏，加入冰片（研粉）调匀，取药膏擦患处，每日擦2～3次。苦楝果肉制法：采收成熟的苦楝果实洗净，加水浸过药面，煮沸约半小时，捣烂过筛，除去果皮和果核（种子），如果肉太稀，可加热蒸发除去水分，以成糊状为宜。大约2000 g苦楝果可制得苦楝果肉500 g。操作中忌与铁器接触，否则影响药效。苦楝果有毒，忌入口。

枇 杷 叶

▶**来源**　蔷薇科植物枇杷*Eriobotrya japonica*（Thunb.）Lindl.的叶。

▶**形态**　常绿小乔木，高3 m以上。嫩枝密生锈色或灰棕色茸毛。单叶互生；叶片披针形、倒披针形、倒卵形或椭圆状长圆形，长12~25 cm，宽3.5~9 cm，边缘有疏锯齿，近基部全缘，上面无毛，多皱，下面密生灰棕色茸毛，老时仍不脱落；叶柄短；托叶钻形，长约1.5 cm，有毛。花白色；圆锥花序生于枝顶；萼筒和萼片外面均密生锈色茸毛；花瓣5片，有锈色茸毛，雄蕊20枚；花柱5枚，离生。果实球形或长圆形，直径2~5 cm，成熟时黄色或橙黄色，味酸甜可食，内含种子1~5粒。种子球形或扁球形，褐色，光滑。花、果期10月至次年6月。

▶**生境分布**　栽培植物，多栽培于平地、坡地、村边、园边。分布于我国陕西、甘肃、河南、江苏、浙江、江西、安徽、福建、台湾、湖北、湖南、广东、广西、海南、四川、云南、贵州；越南、缅甸、泰国、印度、印度尼西亚、日本也有分布。

▶**采收加工**　全年可采收，晒干。用时必须用硬毛刷刷洗叶背面的茸毛，洗净，切丝。

▶**性味功效**　苦，微寒。清肺止咳，降逆止呕，抗菌，祛痰。

▶**用量**　5~10 g。

▶**禁忌**　寒咳及胃寒作呕者慎服。

▶**验方**　1. 胃热型面部痤疮：枇杷叶、黄柏、桑白皮各10 g，黄连、人参（另包，冲服）、甘草各6 g。水煎服，每日1剂，连服30日

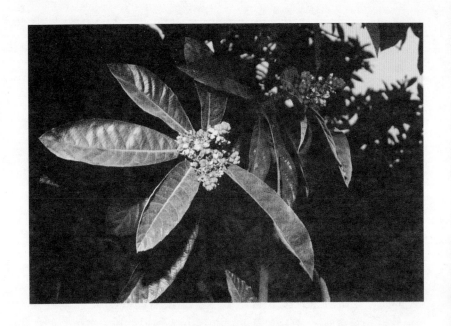

为1个疗程。如皮疹呈结节形，色赤疼痛，大便干，小便赤，口渴者，上方去人参，加生石膏、紫草各30 g，大黄、槐花各10 g同煎服。同时取大黄、硫黄各等量，共研细末，每次取适量用凉开水调成糊状敷患处，每日敷1～2次。

2. 丘疹性面部痤疮：枇杷叶、桑白皮、地骨皮、金银花、连翘、生地黄各15 g，生石膏30 g，栀子、赤芍、大黄各10 g，知母、黄芩各6 g，甘草3 g。水煎服，每日1剂，连服30日为1个疗程。同时取硫黄、大黄各等量，共研细末，每次取适量用凉开水调成糊状敷患处，每日敷1～2次。

3. 鼻内疮：枇杷叶、栀子各12 g，连翘10 g，桔梗、贝母、白芷、辛夷各6 g，淡竹叶、薄荷、甘草各3 g。水煎，饭后服，每日1剂。

4. 妇女面部黄褐斑：枇杷叶、黄柏、百合、杏仁各12 g，薏米30 g，桑白皮20 g，党参10 g，甘草6 g。水煎服，每日1剂，连服90日为1个疗程。伴有月经不调者加服逍遥丸（中成药，按说明书服）；

伴有便秘者加大黄6～10 g同煎服；伴有胃脘胀满者加服保和丸（中成药，按说明书服）；伴有面潮红、眩晕、耳鸣者加服六味地黄丸（中成药，按说明书服）。

5. 肺热所致的面部痤疮：枇杷叶、桑白皮、鱼腥草（另包，后下）各15 g，白花蛇舌草30 g，黄柏、紫草各10 g，黄连、甘草各6 g。水煎服，每日1剂，连服30日为1个疗程。同时取大黄、硫黄各等量，共研细末，每次取药末适量，用凉开水调匀涂敷患处，每日涂1次。

侧 柏（扁柏、香柏）

▶**来源**　柏科植物侧柏 *Platycladus orientalis*（L.）Franco 的枝梢及叶（侧柏叶）、成熟种仁（柏子仁）。

▶**形态**　常绿灌木或小乔木。树皮薄，红褐色。生鳞叶的枝梢扁平，直展或斜展，排成一平面。单叶，交互对生；叶片小，鳞形，扁平，长1～3 mm，两面均绿色，密集紧贴于小枝上，中央的叶片倒卵状菱形或斜方形，两侧的叶片船形，先端有腺点，揉之有香气。花球花小，单生于枝顶；单性同株；雄球花椭圆形，黄色，有6～12枚交互对生的雄蕊；雌球花卵形，蓝绿色，有白粉，有珠鳞8～12枚，成对对生。球果近卵形，长1.5～2 cm，成熟前近肉质，蓝绿色，有白粉，成熟时珠鳞发育为种鳞，木质，开裂，红褐色；种鳞4对，木质，厚，近扁平，背部顶端下方有一反曲尖钩。种子卵圆形，长约5 mm，宽约3 mm，棕褐色或紫褐色，无翅，顶端微尖。花、果期3～10月。

▶**生境分布**　生于石山或土山的山坡、干旱地或肥沃湿润地，常栽培于村边、城镇、庭园或寺庙附近。分布于我国吉林、辽宁、内蒙古、河北、山西、甘肃、宁夏、陕西、河南、山东、江苏、浙江、江西、安徽、福建、台湾、湖北、湖南、广东、广西、海南、四川、云南、贵州、西藏。中国特产，越南、朝鲜有引种栽培。

▶**采收加工**　叶全年可采收，种子秋、冬季采收，分别晒干。用

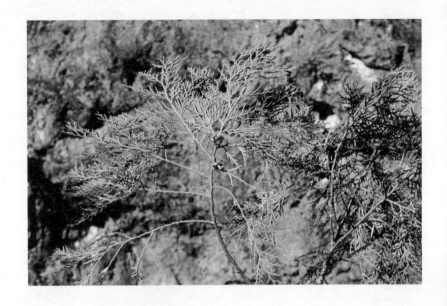

时洗净，叶切碎，种子除去种皮。

▶**性味功效**　侧柏叶：苦、涩，寒。抗菌消炎，凉血，止血，生发，乌发。柏子仁：甘，平。养心安神，止汗，润肠通便。

▶**用量**　侧柏叶：10～15 g。柏子仁：3～10 g。

▶**验方**　1.脱发：①侧柏叶适量。用60%～70%酒精浸泡过药面，浸30日后用，取浸液擦头发脱落部位，每日擦3次。②侧柏叶250 g，全当归120 g。共研细末，水泛为丸，每丸重10 g，每日早晨用淡盐汤送服1丸，30日为1个疗程。③侧柏叶60 g，榧子、桃仁各6个。共捣烂如泥状，用开水浸泡24小时，取浸泡液梳头，可使头发光润而不脱落。④侧柏叶、制何首乌、当归、熟地黄各30 g，大枣15 g。水煎服。⑤柏子仁、当归各500 g。共研细末，炼蜜为丸，每次服6～9 g，每日服3次，开水送服。

2.眉烂毛脱：侧柏叶300 g（去枝梗），九蒸九晒。研细末，蜜丸如梧桐子大，每次服3 g，每日早晚各服1次，服至愈。同时取菟丝子120 g，研细末，用麻油或茶油调擦患处，至愈为止。

3. 丹毒发生于面部、头部：侧柏叶、大黄各60 g，黄柏、泽兰、薄荷各30 g，黄连10 g。共研细末，用凉开水和蜂蜜适量调成糊状敷患处。同时取板蓝根、玄参、连翘、牛蒡子各15 g，黄芩、升麻、柴胡各10 g，毛冬青根30 g，甘草6 g。水煎服。

4. 心悸失眠：①柏子仁、远志各10 g，炒酸枣仁15 g，夜交藤（何首乌藤）、野百合各20 g。水煎服。②柏子仁12 g，夜交藤15 g，炒酸枣仁20 g，远志、茯神（或茯苓）各10 g。水煎服。

5. 大便秘结：①柏子仁、火麻仁各15 g。水煎服。②柏子仁、火麻仁、郁李仁各15 g，桃仁10 g。水煎服。

6. 鼻衄：侧柏叶15 g。水煎服。

7. 痄腮（流行性腮腺炎）：生侧柏叶、白矾各6 g。共研细末，用1～2个鸡蛋清调匀，摊于医用纱布上敷患处。

8. 斑秃：侧柏叶、生地黄、当归、赤芍各100 g，干姜90 g，红花60 g。共捣碎，加入75％酒精3000 ml浸泡15日后用，每日取浸液擦患处，每日擦3次。同时取桃仁、红花各10 g，赤芍20 g，川芎5 g，生姜5片，大枣5枚。水煎服。

金 银 花（银花）

▶来源　忍冬科植物红腺忍冬 *Lonicera hypoglauca* Miq. 的花蕾或带初开的花、茎（金银花藤）。

▶形态　多年生缠绕藤本。茎圆柱形，嫩枝密生短柔毛。单叶对生；叶片卵形或卵状长圆形，长5.5～7.5 cm，宽2.5～4.5 cm，先端尖，基部圆形或浅心形，边缘全缘，上面有疏柔毛，中脉上的毛较密，下面密生短柔毛和橘红色或橘黄色腺点；叶柄短，密生短柔毛。花初开时白色，后变黄色；成对生于叶腋或多朵生于侧生短枝上或在小枝顶集合成总状花序；总花梗密生短柔毛；苞片条状披针形，与萼筒几乎等长；萼筒无毛，顶端5裂，裂片仅边缘有毛；花冠长3～

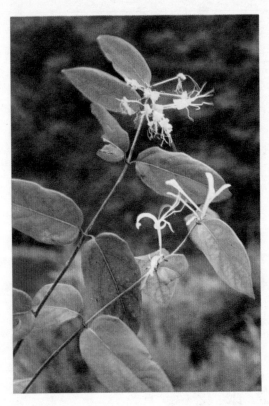

4 cm，5裂成唇形，外面有微毛和橘黄色或橘红色腺点；雄蕊5枚，无毛。果实卵球形，直径5～8 mm，蓝绿色，成熟时黑色。花、果期4～11月。

▶**生境分布** 生于丘陵山地灌丛中、疏林下、林边或栽培。分布于我国浙江、江西、安徽、福建、台湾、湖北、湖南、广东、广西、海南、四川、云南、贵州；越南、日本也有分布。

▶**采收加工** 同大花金银花。

炉 甘 石

▶**来源** 原矿物为菱锌矿 Smithsonite。

▶**性状** 三方晶系，晶形少见呈菱面体，通常呈土块状、钟乳状或多孔块状。纯净者为白色，含杂质的为白色带黄色、褐色或暗灰色。玻璃光泽，半透明至不透明。硬度5.0。比重4.1～4.5。性脆。能溶于盐酸中并生气泡。置空气中则逐渐吸收二氧化碳。

以块大、色白微显淡红、质轻而松、能浮于水者为佳；色黄、质硬者为次。

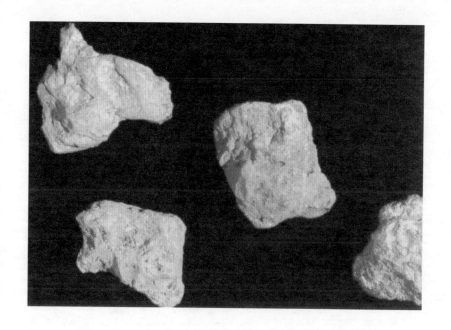

▶**产地**　河北、山西、湖南、广西、四川、云南等省（区）。

▶**采收加工**　采得后，去尽泥土杂质，除去杂石，洗净，煅用。
煅炉甘石：取净炉甘石，打碎，放入沙锅，或钳锅，或其他器皿内，
在无烟的炉火中煅至微红色，取出，立即倒入水中浸淬，搅拌，倒出
混悬液，余下的石渣晒干，再如前法煅3～4次，最后将石渣弃去，
合并混悬液，静置，倒去上面的清水，将余下的细粉干燥（晒干或烘
干），收贮，备用。

▶**性味功效**　甘，温。杀菌，防腐，燥湿，收敛，生肌，去翳
明目。

▶**用量**　外用，一般不内服。

▶**验方**　1. 睑缘炎：①煅炉甘石10 g，冰片少许。共研细末，用
人乳汁或香油适量调匀涂患处。②炉甘石适量。用火煅红，迅速浸入
三黄浸液中（三黄浸液由黄连、黄芩、黄柏各10 g，用清水浸泡或加水
适量煎取溶液），这样连续7次，然后将炉甘石研细末，加入冰片少量

调匀，用香油调涂患处。③煅炉甘石30 g，黄连60 g，冰片5 g。先将黄连煎水，再将煅炉甘石研成细末，加入黄连煎液中调匀，然后加入冰片粉末拌匀，取药末少许用人乳汁调擦患处。①、②、③方同时取千里光30 g，菊花、决明子、木贼各10 g，薄荷6 g，水煎服。

2. 风火赤眼（急性结膜炎），风火烂眼（眼边红肿痛痒，溃烂流泪）：①煅炉甘石、黄连、当归尾各15 g。水煎，熏洗患眼。②煅炉甘石30 g，黄连10 g，冰片1 g，猪胆汁50 ml。先将煅炉甘石与黄连共研细末，再加入冰片粉，拌匀，然后用猪胆汁调匀，每晚临睡前取药糊敷患处。①、②方同时取野菊花、积雪草各60 g，一点红、枸杞根各30 g，水煎服。

珍 珠 母

▶**来源** 蚌科动物背角无齿蚌 *Anodonta woodiana* Lea 的贝壳的珍珠层。

▶**形态** 大型贝壳。贝壳2片，呈卵圆形，有角突，壳长约为壳高的1.5倍。贝壳两侧不对称。壳前部钝圆，后部略呈斜切状，末端钝，背缘略直，前背缘比后背缘略短，后背缘向上略倾斜，并与后缘的背部形成1个角突。壳表面有细环形肋脉，顶部刻划，略呈同心圆的4～6条肋脉。壳内面珍珠层乳白色，有光泽，边缘部为青灰色。

▶**生境分布** 生活于江河、湖泊、水库、池塘内。分布于全国各地。

▶**采收加工** 全年均可收集。将贝壳用盐水煮过，漂净，刮去外层黑皮，晒干，煅至松脆即成。以片大、色白、酥松而不碎者为佳。用时研细末。

▶**性味功效** 咸，凉。平肝，潜阳，定惊，止血。

▶**用量** 10～30 g。

▶**禁忌** 胃寒者慎服。

▶**验方** 1. 青年黄褐斑：珍珠母20 g，白茯苓、夏枯草、茵陈、六月雪各12 g，白芍、赤芍、白菊花、白僵蚕、丝瓜络各10 g，甘草3 g。水煎服，每日1剂，连服30日为1个疗程。兼有胃病者上方去白菊花，加炒白术10 g，大枣6枚同煎服；热象较甚者上方加地骨皮12 g同煎服；肝郁气滞明显者上方加郁金10 g或玫瑰花3朵同煎服。同时用好玉石时时擦患处，平时还应注意避免日光暴晒。

2. 失眠：珍珠母研细末。每晚临睡前服2～3 g，开水送服。

3. 心悸失眠：珍珠母15 g，酸枣仁10 g，远志、炙甘草各5 g。水煎服。

4. 扁平疣：珍珠母、紫草、薏米、板蓝根（或马蓝根）、大青叶（或马蓝叶）各30 g，马齿苋、红花、赤芍各15 g。水煎服，每日1剂，连服15日为1个疗程。同时取鲜墨旱莲顶上部分（头状花序或果序）反复擦疣面，再取其新鲜茎叶反复擦疣体，擦至疣体发黑，1日擦数次，连用15日为1个疗程。

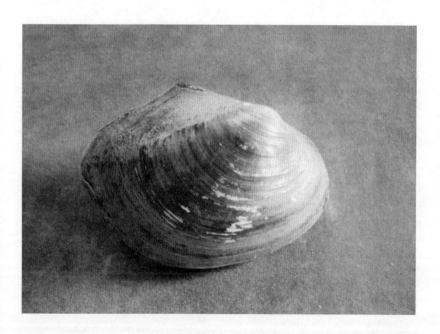

茵 陈

▶**来源**　菊科植物茵陈蒿 *Artemisia capillaris* Thunb. 的地上部分。

▶**形态**　多年生直立半灌木状草本，高0.5～1 m。嫩枝叶揉烂有浓烈香气。嫩枝密生绢质柔毛，老枝渐变无毛。叶互生，基生叶与茎下部叶卵圆形或卵状长圆形，长2～4 cm，宽1.5～3.5 cm，二至三回羽状全裂，每侧有裂片2～3枚，末回小裂片狭线形或狭线状披针形，通常细直，不弧曲，长5～10 mm，宽0.5～1.5 mm，中部叶一至二回羽状全裂，末回小裂片狭线形或丝线形，细直不弧曲，长8～12 mm，宽0.3～1mm，顶端尖，无毛。花小，黄绿色；头状花序卵球形，直径1.5～2 mm，有短梗，在分枝上排成总状花序，在主茎上组成开展的圆锥花序；总苞近球形；总苞片无毛；全为管状花，花冠管5裂；雄蕊5枚，花药合生。瘦果长圆形。花、果期7～10月。

▶**生境分布**　生于山坡、路边、地边、旷野草地、河岸沙砾地、海岸附近湿润沙地、盐碱地。分布于我国辽宁、陕西、河北、河南、山东、江苏、浙江、江西、安徽、福建、台湾、湖北、湖南、广东、广西、海南、四川；越南、柬埔寨、菲律宾、马来西亚、印度尼西亚、日本、朝鲜、俄罗斯远东地区也有分布。

▶**采收加工**　春季苗高6～10 cm时采全草，除去根，晾干或阴干（称绵茵陈）；秋季花蕾长成时采地上部分，除去老茎，晒干（称茵陈蒿）。用时洗净，切碎或切短段。

▶**性味功效**　苦、辛，微寒。清热利湿，利胆退黄，抗菌，保肝。

▶**用量**　6～15 g。

▶**验方**　1. 面部痤疮：茵陈、栀子各15 g，黄芩、柴胡、白芷、苍术、白术、枳壳、法半夏各10 g，陈皮、甘草各6 g。水煎服，每日1剂，连服30日。同时取硫黄、大黄各等量，共研细末，每次取药末适量，用凉开水调匀涂患处，每日涂1次。

2. 肝胆湿热的口腔溃疡：茵陈、一点红各30 g。水煎代茶饮（口渴时饮，次数不限，不渴时漱口，次数也不限），每日1剂，连服7～10日。

3. 面部黄褐斑、形容浊垢、口干、口苦、口臭、大便秘结或溏而不爽，或见腹满不舒：茵陈30 g，柴胡、栀子、白扁豆各15 g，大黄10 g。水煎服，每日1剂，连服30日为1个疗程。同时取硫黄、白附子、密陀僧各等量，共研细末，用黄瓜蒂蘸药末擦患处，每日擦1～2次。

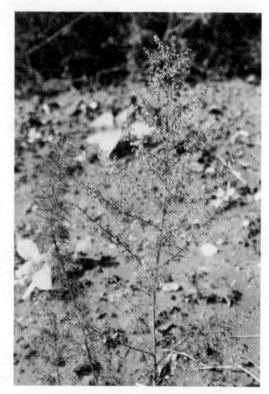

4. 湿热所致的痤疮、酒渣鼻，伴有大便秘结：茵陈、大黄、栀子、苦参各10 g，火炭母、凤尾草、紫草各15 g。水煎服，每日1剂，连服30日为1个疗程。同时取大黄、硫黄各等量，共研细末，每次取适量，用凉开水调匀涂患处，每日涂1次。

枯 矾（煅明矾、煅白矾）

▶来源　为明矾石经加热脱去结晶水的煅制品。

▶**性状** 白色稀松的结块，性脆，质不透明，能溶于30倍的水中。

▶**产地** 黑龙江、山西、甘肃、浙江、安徽、湖北等省。

▶**采收加工** 将明矾石制成白矾，再将白矾捣碎，铺在锅上加热煅烧，火力要均匀，开始时白矾烊化为汁，继续加热则蒸发干燥而引起体积膨胀，此时取出即成为白色质地轻松的枯矾。

▶**性味功效** 酸、涩，寒。杀菌，收敛，防腐，制泌，止血，止泻，蚀恶肉。

▶**用量** 1.5～3 g。多作外用。微有刺激性，用量过大会诱发炎症。

▶**验方** 1. 口臭：枯矾3 g，麝香少许。共研细末擦牙，臭立止。同时取橘皮30 g（切丝），水煎代茶饮。

2. 头癣：枯矾150 g，嫩松香100 g，猪板油（猪油）250 g。将松香研粉包入猪板油内，用松香柴点燃猪板油，使松香猪板油滴下，冷却后，加入枯矾粉末调匀，每次取适量擦患处，每日擦数次。擦药前将头发剃光或剪短，先用5%～10%白矾水洗头，洗去脓痂，然后将药擦敷。连续用药10日为1个疗程，一般用2～3个疗程。

3. 耳脓疼痛：枯矾研细末。每次取适量吹入耳内，每日数次。

4. 外耳糜烂：枯矾60 g，陈皮25 g。共研细末撒患处，每日数次。

5. 急慢性化脓性中耳炎：①枯矾6 g，五倍子1.5 g，冰片1.2 g。共研细末，先用棉签将外耳道脓性分泌物擦干后，再将药末吹入患处，每日3次。②枯矾15 g，硼砂30 g，冰片9 g。共研细末，用香油适量调匀，每次取适量滴入耳中，每日3次。每次滴药前先将耳道内的脓液和旧药拭净。③枯矾90 g，黄柏60 g，轻粉、冰片各2 g。共研细末，每次取药末适量吹入耳内，每日2次。每次用药前先取花椒果实（或竹叶花椒或岭南花椒）、葱须根各适量，水煎洗净患病耳道。

6. 麦粒肿：枯矾30 g。研细末，每次取药末1.5 g，用1个鸡蛋清调匀，涂患处，每日涂3次。每次治疗时，最好加用眼部热敷，每日3次，每次热敷10～15分钟。同时取一点红、金银花各15～30 g，水煎服。

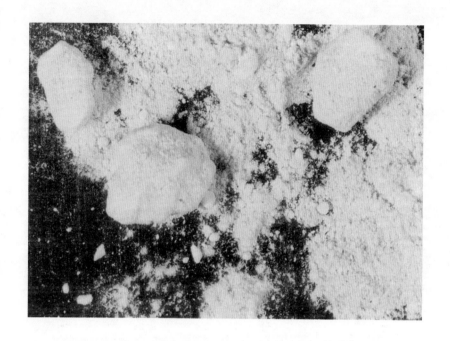

7. 面部脓疱疮：枯矾、硫黄、松香、大黄各15 g，凡士林240 g。先将枯矾、硫黄、松香共研细末，放在锅内熔化炼干，再研末，然后加入大黄粉（微炒）混合均匀，用凡士林调成膏，每次取药膏适量涂患处，每日涂2～3次。

8. 暴发眼痛：枯矾10 g。研细末，用生姜汁（生姜去皮捣烂绞取汁）调成膏，用时先闭眼，后将药膏敷患眼眼皮上，保留约半小时痛止，再用温开水轻轻洗去。

9. 汗斑：枯矾、海浮石、密陀僧、蛇床子各6 g，雌黄、硫黄各1 g，水银粉3 g，红砒石2 g。共研细末，平均分成5～7包，每次用1包，先用毛巾浸开水热敷患处，再用老生姜（去外皮）1片在火上烘热擦患处至呈红色，然后取上药末1包用煤油（火油）适量调匀，用棉签蘸药液涂患处，每日涂1～2次。药末有毒，忌入口、入眼。

栀 子（黄栀子、山栀子）

▶**来源**　茜草科植物栀子 *Gardenia jasminoides* Ellis 的成熟果实。

▶**形态**　常绿灌木，高0.7~1.5 m。嫩枝圆柱形，无毛。单叶对生或3叶轮生；叶片长圆形、长圆状披针形或倒卵状长圆形，长5~10 cm，宽2~5 cm，边缘全缘，两面均无毛；叶柄无毛；托叶鞘状，膜质。花白色，后变成淡黄白色，单朵生于叶腋或生于小枝顶端；花萼倒圆锥形，有纵棱，5~6裂，裂片长1~2 cm，条状披针形；雄蕊5~6枚，内藏；子房下位，1室，柱头棒状。果实倒卵形或长椭圆形，长2~4 cm，直径1.5~2 cm，有5~6条翅状纵棱，成熟时黄色或橙黄色，顶端有宿存的萼裂片。种子多数，集结成团，外面有黄色黏性物质。花、果期6~10月。

▶**生境分布**　生于丘陵山地林下、山坡灌丛、路边、沟边、林边、荒山草地或栽培。分布于我国浙江、江西、安徽、福建、台湾、湖北、湖南、广东、广西、海南、四川、云南、贵州；越南、日本也有分布。

▶**采收加工**　秋季采收，晒干或生用，用时洗净，切碎。

▶**性味功效**　苦，寒。清热解毒，泻火，凉血，抗菌消炎。

▶**用量**　6~10 g。

▶**验方**　1. 黄褐斑：栀子、黄芩、当归、柴胡、赤芍、莪术、红花各10 g，陈皮、薄荷、甘草各6 g。水煎服。兼脾虚者加服补中益气丸（中成药），兼肾虚者加服六味地黄丸（中成药），连服至愈。同时用好玉石时时擦患处。

2. 酒渣鼻：栀子、黄芩、生地黄、赤芍、桃仁各10 g，地骨皮（枸杞的根皮）15 g，当归6 g，红花、川芎各5 g。水煎服，每日1剂，连服30日为1个疗程。属酒熏蒸所致者，加苦参15 g，大黄10 g，同煎服。同时取硫黄、大黄各等量，共研细末，用凉开水调敷患处。

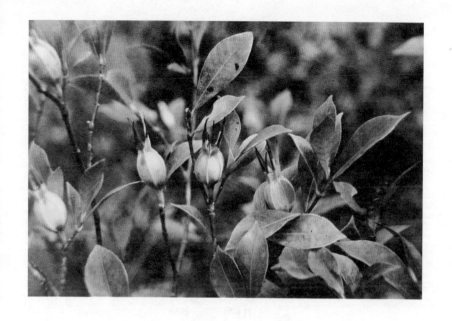

3. 面部生疮：栀子、焦地榆各10 g，枇杷叶6 g，苦参、紫草各5 g。水煎服，每日1剂。连服数剂，自然便溏，面疮即愈。

4. 过敏性面肿（大头瘟）：栀子、连翘各10 g，板蓝根、毛冬青根各15 g，羌活6 g，荆芥5 g，射干3 g，桔梗、防风各2.5 g。水煎服，每日1剂。

5. 口臭：①栀子30 g，防风120 g，甘草60 g，藿香叶20 g，石膏15 g。共研细末，加入蜂蜜和米酒各适量，共拌匀后炒香，每次服6 g，每日服2次，开水冲服。②栀子3 g，陈皮10 g，水煎代茶饮。

6. 眼结膜炎：①栀子60 g，生盐20 g。加水煎至约500 ml，澄清去渣，洗患眼，每日洗3次。同时取一点红、菊花（或野菊花）各15 g，水煎服。②栀子、苦楝子、诃子各等量。共研细末，每次取6 g，水煎服，每日服3次。

7. 目赤肿痛：栀子、黄芩、菊花各10 g，生地黄15 g，龙胆草6 g。水煎服。

8. 慢性唇炎：栀子30 g，白芍15 g，肉桂6 g（另包，焗水冲服）。水煎服，每日1剂，连服至愈。

9. 脾胃湿热型的粉刺：栀子、大黄（或土大黄）、茵陈蒿各10 g，金银花、野菊花、蒲公英、犁头草各15 g。水煎服，连服30日为1个疗程。同时取硫黄、大黄各等量，共研细末，用凉开水调匀敷患处。

10. 白癜风：栀子、防风、枳实、荆芥穗各10 g，生地黄、地骨皮、夏枯草、丹参各15 g，当归6 g，甘草3 g。水煎服。同时取补骨脂50 g，用75%酒精150 ml浸泡7～10日，取浸出液涂患处，每日涂3次，连续用药至愈。

11. 银屑病：栀子、黄芪、当归、生地黄、牡丹皮、荆芥各10 g，萆薢30 g，红花、白蒺藜各6 g。水煎服，每日1剂。

柿 叶（柿树叶）

▶**来源**　柿科植物柿 *Diospyros kaki* Thunb. 的叶。此外，柿饼（柿的成熟果实制成品）也入药。

▶**形态**　落叶乔木，通常高达10 m。树皮灰黑色或深灰色。嫩枝有棕色柔毛或无毛。单叶互生；叶片卵状椭圆形、倒卵形或近圆形，长5～18 cm，宽3～9 cm，先端尖或钝，基部狭或钝或圆形或近平截，上面无毛，下面有柔毛或无毛，嫩叶疏生柔毛，边缘全缘或波状；叶柄长0.8～2 cm。花黄白色或黄绿色；雌雄异株或杂性；雄花组成聚伞花序生于叶腋；雌花单朵生于叶腋；花萼4深裂，果熟时增大，直径3～4 cm，外面有柔毛，后面无毛，里面有绢状毛；花冠4裂；雄蕊16～24枚。果实肉质，球形、扁球形、卵形或球状略呈方形，直径3.5～8.5 cm，成熟时黄色或橙黄色。花、果期5～10月。

▶**生境分布**　栽培植物。全国各地有分布；朝鲜、日本、东南亚、大洋洲、北非及法国、俄罗斯、美国等地也有栽培。

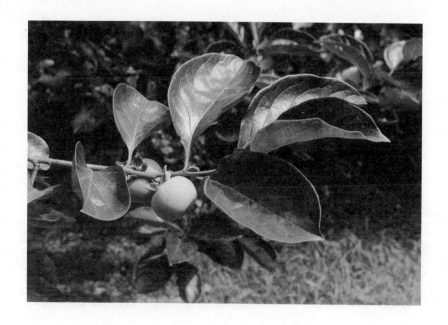

▶**采收加工** 叶：夏、秋季采收，晒干。用时洗净，切丝或切碎。果实：秋、冬季成熟时采收，加工制成柿饼，用时洗净，切碎。

▶**性味功效** 叶：苦、酸、涩，凉。清肺止咳，凉血止血，活血化瘀，降压，降胆固醇。柿饼：甘，平。健脾胃，止痔血。

▶**用量** 叶：5～10 g。柿饼：15～30 g。

▶**验方** 1. 妇女面部黄褐斑，雀斑：柿叶适量。研细末，加入熔化的凡士林中搅拌均匀至成膏为度，取膏涂患处，每日涂3次，连续用药60日为1个疗程。同时取益母草、当归、白芷、柴胡各10 g，川芎3 g，水煎服，每日1剂，连用30日为1个疗程。如有便秘者加大黄6 g（或土大黄）同煎服。

2. 青春期妇女面部棕褐斑：青嫩柿叶适量。研细末，取此柿叶粉50 g，与白凡士林50 g共调匀成雪花膏状，每晚临睡时擦患处，次日早晨洗去，连用30日为1个疗程。同时取益母草30 g，白芷、当归、柴胡、丹参、紫草各10 g，川芎3 g。水煎服。如有便秘者加大黄（或土大黄）10 g同煎服。

3. 少年白发：干柿饼（用香茅煮熟）、枸杞子（用米酒泡焙干）各100 g。共研细末为丸，如梧桐子大，每次服50丸，每日服2次，用香茅30 g水煎汤送服。

牵牛子（黑丑、白丑）

▶来源　旋花科植物圆叶牵牛 *Pharbitis purpurea*（L.）Voigt 的成熟种子。

▶形态　一年生缠绕草本。新鲜时折断有白色乳状汁液。茎圆柱形，有开展的长硬毛和短柔毛。单叶互生；叶片圆心形或宽卵状心形，长4~18 cm，宽3.5~16.5 cm，边缘通常全缘，少有3裂，两面有疏或密的伏贴刚毛；叶柄有开展长硬毛和短柔毛。花紫红色或红色或白色；单朵或2~5朵组成聚伞花序生于叶腋；花序梗通常比叶柄短或有时近等长，长4~12 cm，有开展长硬毛和短柔毛；萼片5片，近等长，长1.1~1.6 cm，外面3片长椭圆形，渐尖，里面2片线状披针形，外面均有开展的硬毛；花冠漏斗形，长4~6 cm，5裂；雄蕊5枚，内藏。果实近球形，直径约1 cm，内有种子6粒，成熟时开裂。种子卵状三棱形，长4~8 mm，宽3~5 mm，表面黑褐色或米黄色，外面有极短的糠秕状毛。黑褐色种子药材名称黑丑，也称黑牵牛子；米黄色种子药材名称白丑，也称白牵牛子。花、果期夏、秋季。

▶生境分布　生于路边、沟边、村边、田边、林边向阳处或栽培。分布于全国各地；世界各地也有分布。

▶采收加工　秋季果实成熟，果壳未开裂前采收果实，晒干，打下种子，除净杂质，再晒干。用时洗净，捣碎。

▶性味功效　苦，寒；有毒。泻水通便，利尿，消痰涤饮，杀虫攻积。

▶用量　3~6 g。

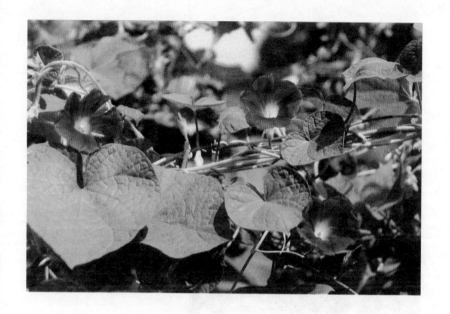

▶**禁忌** 孕妇及脾虚气弱者禁用。不宜与巴豆、巴豆霜同用。

▶**验方** 1. 面部雀斑：黑牵牛子适量。研细末，每次取适量与鸡蛋清（或芦荟汁）调匀敷患处，每日涂1次，夜涂敷，次日洗，连用30日为1个疗程。

2. 口臭难闻：白牵牛子适量。研细末，每日早上洗面时取适量擦牙漱口，长期使用。同时取八角茴香（八角的成熟果实）10 g煮水饮或生嚼吞食，或取盐腌梅子时时含服。

3. 习惯性便秘，面色无华：牵牛子、核桃肉各60 g。共研末，每次服5 g，每日服2次，开水送服。

鸦 胆 子

▶**来源** 苦木科植物鸦胆子 *Brucea javanica*（L.）Merr. 的成熟果实。

▶**形态** 常绿灌木或小乔木，高1～3 m。全株有黄色柔毛，茎、枝有灰白色凸起的小点。叶互生，单数羽状复叶，有小叶5～11片；小叶片卵形或卵状披针形，长4～8 cm，宽1.5～4 cm，先端尖，基部偏斜，边缘有锯齿，两面均有柔毛。花暗紫色；雌雄异株；圆锥花序生于叶腋；雄花序长15～30 cm；雌花序长4～18 cm；花瓣4片；雄蕊4枚。果实卵形或椭圆形，长6～10 mm，直径4～7 mm，成熟时黑色，干后表面有隆起的网状纹，网眼呈不规则多角形，两侧有棱线。花、果期3～9月。

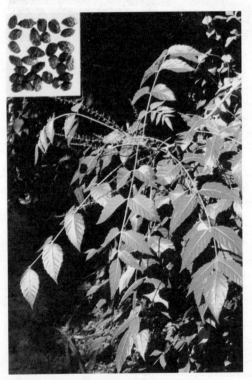

▶**生境分布** 生于山坡、路边、村边向阳处，旷野灌丛中。分布于我国福建、台湾、广东、广西、海南、云南；越南、印度至大洋洲各地也有分布。

▶**采收加工** 秋季果实成熟时采收，晒干。用时洗净，捣碎，取种仁入药。

▶**性味功效** 苦，寒；有毒。清热解毒，腐蚀赘疣，抗肿瘤。

▶**用量** 0.5～2 g。

▶**禁忌** 孕妇、幼儿及体弱者忌服。有胃肠道出血及肝、肾疾病者禁服。

▶**验方** 1. 面部疣，形如米粒：鸦胆子种仁适量。捣碎研细末，加少量水调成糊状，涂于疣上，每日早晚各涂1次，结痂后即停止涂药。同时取马齿苋、紫草各30 g，败酱草、大青叶各15 g。水煎服。

2. 赘疣：①鸦胆子种仁适量。捣烂，先用胶布剪孔（视赘疣大小而定）贴患部，以保护健康皮肤，将药敷在胶布孔上，并用胶布固定，隔3～4日换药。②鸦胆子适量。剥去果壳，放在消毒过的玻璃板上（用75%酒精消毒），用消毒过的小刀将鸦胆子种仁压扁，可见油状物被挤压而渗出，将压扁的种仁敷上，并用手指按压约2分钟，使鸦胆子油渗入患处，包扎固定约2小时。

3. 外耳道乳头状瘤（耳痔）：鸦胆子仁5～7粒，研细，塞患处，再用药棉塞住，隔1～2日有微痛感，流出脓水，拭去，用冷盐水洗净即可。

香 附（香附子）

▶**来源** 莎草科植物莎草 *Cyperus rotundus* L. 的块茎。

▶**形态** 多年生草本，高10～30 cm。地下根状茎细长横走，顶端膨大成椭圆形、纺锤形或卵圆形的肉质块茎，暗褐色，长2～3.5 cm，直径0.5～1 cm，有5～10个环形节，节上有棕褐色或黑褐色毛状物，断面有香气。地上茎直立，三棱形。单叶互生或基生；叶片狭线形，长5～15 cm，宽2～3 mm，先端尖，基部狭，叶鞘棕色，边缘全缘，下面中肋凸起。花小，褐色；复穗状花序2～8个在茎顶排成伞形，基部有叶状苞片3～6片，比花序长；小穗条形扁平；小穗轴有较宽的翅；鳞片暗血红色，卵形或长圆状卵形；雄蕊3枚。果实长三

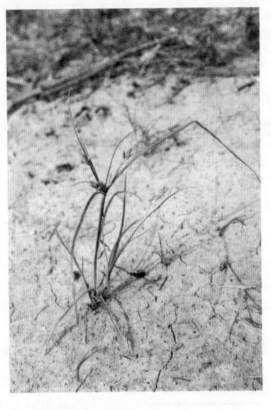

棱形，光滑。花、果期5～11月。

▶**生境分布** 生于山坡荒地、耕地、旷野草地、园地、沟边潮湿处、草丛中、田埂，常成小片生长。分布于我国陕西、甘肃、宁夏、山西、河北、河南、山东、江苏、浙江、江西、安徽、福建、台湾、湖北、湖南、广东、广西、海南、四川、云南、贵州；世界各地均有分布。

▶**采收加工** 秋、冬季采收，燎去毛须，洗净，晒干，或放入沸水中略煮或蒸透后晒干。用时洗净，切片或切碎。

▶**性味功效** 辛、微苦、微甘，平。行气解郁，调经止痛，健胃消积。

▶**用量** 6～10 g。

▶**验方** 1. 妇女面部痤疮：香附12 g，柴胡、当归、龙胆草、芦荟、黄芩各10 g，大黄、木香各6 g。水煎服，每日1剂，连用30日为1个疗程。伴有月经稀少，闭经者，加生地黄、熟地黄各15 g，淫羊藿12 g，当归尾、白术、白芍、龟板胶（另包，烊化冲服）、鹿角胶（另包，烊化冲服）各10 g，川芎6 g同煎服。伴有大便秘结，心烦易怒者加栀子10 g，黄连3 g，大黄加至10 g，同煎服。月经前痤疮更明显者加丹参15 g，桃仁10 g，红花6 g同煎服。同时取大黄、硫黄各等量，共研细末，用凉开水调匀涂患处，每日涂1次，坚持内服外敷至愈。

2. 面部寻常疣：香附、木贼各30 g。加水1500 ml煎沸后倒入面盆中洗患处，每次洗半小时，每日早晚各洗1次，用药至疣脱落为止。同时取马齿苋、紫草各30 g，大青叶、败酱草各15 g，水煎服。

3. 面部扁平疣：香附、木贼各50 g，水煎2次，合并煎液加热浓缩至100 ml，加入食醋浓缩液100 ml（200 ml食醋加热浓缩至100 ml）共调匀，擦患处，每日擦2次，连用30日为1个疗程。同时取薏米30 g，大青叶、黄芩、木贼各15 g，水煎服。

4. 面部扁平疣、寻常疣：香附、乌梅、木贼、白花蛇舌草各30 g。水煎2次，取煎液约300 ml，待温热湿敷患处，每次约敷半小时，每日敷2～3次，连敷10～15日为1个疗程。同时取薏米30～60 g，水煮熟后连汤带米作早餐食，并每日服潘生丁片（化学药品）3次，每次服用量按说明书使用。

5. 白癜风：香附、丹参、桃仁、红花、五灵脂、蒲黄、赤芍、白芍、荆芥各10 g，蝉蜕、防风、柴胡、枳壳各6 g。水煎服，每日1剂，连服30日为1个疗程。同时取补骨脂60 g，捣碎，用75％酒精200 ml浸泡10日后，取浸液擦患处，并配合晒日光。

6. 贫血、面部萎黄、食不消化、腹饱胀、四肢无力、唇白：香附、苍术、厚朴各10 g，陈皮6 g，甘草3 g，碱砂10 g（另包，用醋煅7次，以透红为度）。水煎服。

香花崖豆藤（山鸡血藤、鸡血藤）

▶来源　豆科（或蝶形花科）植物香花崖豆藤 *Millettia dielsiana* Harms 的老藤茎及根。

▶形态　落叶藤状灌木。老藤茎及根切断面的皮部有红色汁液溢出。嫩枝有短毛或近无毛。叶互生，单数羽状复叶，有小叶5片；小

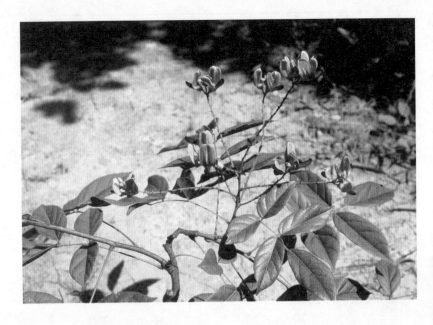

叶片披针形或长圆形，长5～15 cm，宽1.5～6 cm，先端尖，基部钝圆或圆形，边缘全缘，两面近无毛或下面有平伏柔毛；叶轴无毛或有微毛；托叶线形；小托叶钻状。花紫红色；圆锥花序生于枝顶；总花梗不明显；花序轴有微柔毛；花冠蝶形，长1.2～2.4 cm，外面密生丝状毛；雄蕊10枚，其中9枚花丝合生。荚果扁平，线形或长圆形，长7～12 cm，宽1.5～2 cm，密生灰色茸毛，后渐变无毛，内有种子3～5粒。种子长圆状凸镜形。花、果期5～11月。

▶**生境分布**　生于山坡、山谷、林边、路边、灌丛中、荒山草地。分布于我国陕西、甘肃、浙江、江西、安徽、福建、湖北、湖南、广东、广西、海南、四川、云南、贵州；越南、老挝也有分布。

▶**采收加工**　全年可采收，趁鲜切片，晒干。用时洗净，切碎。

▶**性味功效**　微甘、苦，温。活血，补血，行气和血。

▶**用量**　15～30 g。

▶**验方**　1. 贫血（多因月经过多，产后出血过多，痔疮出血，钩虫病等引起），面色苍白，胃口不好，头昏眼花，心跳，疲乏：①香花崖豆藤（或鸡血藤）3 kg，切碎，加水适量久煎，过滤去渣，再浓缩至1000 ml。每次服15～20 ml，每日服3次，每次可加少量米酒调服。②香花崖豆藤（或鸡血藤）、牛大力（豆科美丽崖豆藤的根）各30 g，土党参、铺地菍果（三蒸三晒）各15 g，黄花倒水莲根、桃金娘果（三蒸三晒）各10 g。水煎服，每日1剂，连服10～30日。③香花崖豆藤60 g。水煎，加少量米酒冲服，连服10～30日。

2. 贫血、面色萎黄或苍白、唇白、四肢痿软无力、腹饱胀、食不消化：香花崖豆藤（或鸡血藤）30 g，党参、茯苓、白术、法半夏各10 g，陈皮、炙甘草各6 g，木香5 g，砂仁3 g（另包，后下）。水煎服。或香花崖豆藤（或鸡血藤）30 g，水煎，送服香砂六君丸（中成药）。连续服至愈。

莪 术（黑心姜、山姜黄）

▶**来源**　姜科植物蓬莪术 *Curcuma phaeocaulis* Valeton的根茎。

▶**形态**　多年生草本，高约1 m。根茎圆柱形、卵圆形、圆锥形或长卵形，肉质，长2～8 cm，直径1.5～4 cm，表面淡黄色或白色，环节突起，切断面黄色，有樟脑般香气，侧根细长，末端常膨大成块根（中药称郁金）。单叶基生；叶片直立，椭圆状长圆形，长25～40 cm，宽10～15 cm，先端尖，基部狭，边缘全缘，两面均无毛，中部常有紫斑；叶柄长8～20 cm。花黄色；穗状花序阔椭圆形，长10～18 cm；花葶单独由根茎抽出，常先叶而生；苞片卵形或倒卵形，顶端红色；花冠管长约2.5 cm，3裂，裂片黄色，长约2 cm；唇瓣倒卵形，长约2 cm，黄色，顶端微凹；发育雄蕊1枚。果实卵状三角形，光滑。花期春季，果期夏季。

▶**生境分布**　生于林边、林下湿润处或栽培。分布于我国江西、福建、台湾、广东、广西、海南、四川、云南；印度及马来西亚等地也有分布。

▶**采收加工**　冬季叶枯萎后采，除去须根，洗净，蒸或煮至透心，晒干。用时洗净，切片或切碎。

▶**性味功效**　辛、苦，温。行气破血，消积止痛，抗肿瘤，抗艾滋病病毒。

▶**用量**　6～10 g。

▶**禁忌**　孕妇忌服。

▶**验方**　1. 面部痤疮，伴有月经不调：莪术、淫羊藿各30 g，黄柏15 g，当归、知母、郁金各10 g，仙茅、香附各6 g。水煎服，每日1剂，分3次饭后服，连服30日为1个疗程。同时取大黄、黄柏、苍术各等量，水煎浓汤，过滤，滤液加入甲硝唑（针粉剂，化学药）适量调匀，涂患处，每日早晚洗脸后各涂1次。

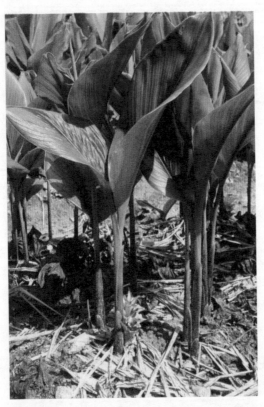

2. 银屑病（牛皮癣）：莪术、三棱、郁金、皂角刺、石菖蒲、乳香各30 g，土鳖虫18 g，木鳖子仁4 g。共研细末，每次服6～10 g，每日服2～3次，开水送服，连服90日。孕妇忌服。同时取鱼肝油丸（维生素AD，40万单位）内服（按说明书服用），连服90日。

3. 寻常疣：莪术60 g，川芎120 g。共研细末，每次服3 g，每日服2次，开水送服，连服30日为1个疗程。孕妇忌服。同时取板蓝根（或马蓝根）、苦参、马齿苋各50 g，水煎浓汤洗患处，每日洗1～2次。

柴　胡

▶**来源**　伞形科植物竹叶柴胡*Bupleurum marginatum* Wall.ex DC.的根。

▶**性状**　多年生直立草本，高40～80 cm。主根粗厚，木质化，纺锤形，长10～15 cm，直径3～8 mm，表面深红棕色，有细纵皱纹和稀疏小横突起。茎圆柱形，实心，有纵向粗条纹，无毛。单叶互生；叶片长披针形或线形，长10～16 cm，宽6～14 mm，边缘全缘有白色软骨质边，两面均无毛，下面绿白色，叶脉9～13条纵向近平行呈弧形。花淡黄色；复伞形花序生于枝顶；总苞片2～5片，长1～4 mm；小总苞片5片，披针形，长1.5～2.5 mm，比花柄短；花柄长2～4.5 mm；花瓣5片；雄蕊5枚。果实长圆形，长约4 mm，宽约2 mm，两侧略扁平，棕褐色，果棱线形狭翅状。花、果期6～11月。

▶**生境分布**　生于山坡草地、路边、林边。分布于湖北、湖南、广东、广西、海南、四川、云南、贵州；印度、尼泊尔也有分布。

▶**采收加工**　秋、冬季采，晒干。用时洗净，切片或切碎。

▶**性味功效**　苦，微寒。解表和里，疏肝解郁，升阳，镇静，降压，解疮毒。

▶**用量**　3～10 g。

▶**验方**　1.肝郁型的面部黄褐斑：柴胡、当归、栀子、香附、凌霄花、生地黄、白芍各10 g，丹参、益母草各20 g，牡丹皮15 g，白芷6 g。水煎服，每日1剂，连服30日为1个疗程，或将上药共研细末，炼蜜为丸，每丸重10 g，每次服1丸，每日服2次，开水送服，连服30日为1个疗程。同时取白芷、当归、丹参、紫草各等量，水煎浓液涂面部

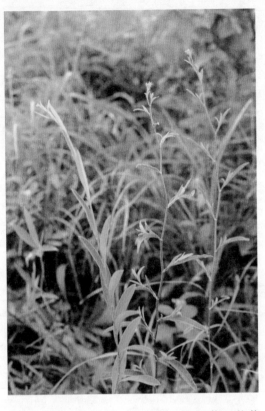

患处，或将上药研极细末，与婴儿面脂适量调匀，薄薄涂于面部患处，每日涂1～2次，每次保留至少半小时，然后用温水洗净面部。

2. 面部痤疮：柴胡、赤芍、白术、白果（银杏）、黄芩、苦参、淫羊藿各10 g，白芷30 g，山药15 g，甘草6 g。水煎服，每日1剂，连服15～30日为1个疗程。也可将上药共研细末，每次服6 g，每日服3次，开水送服。同时取大黄、硫黄各等量，共研细末，用凉开水调匀涂面部患处。

3. 丹毒：柴胡、生地黄、龙胆草、黄芩、当归、焦栀子、车前子（布包煎）各10 g，重楼（七叶一枝花）15 g，甘草6 g。水煎服。同时取苦参、毛冬青叶各适量研细末，用绿茶浓汁调成糊状敷患处，每日敷2次，外用塑料薄膜覆盖，以助药力渗透组织。

4. 斑秃，早秃，头晕，腰酸，腿软，口苦，烦躁：柴胡、女贞子、墨旱莲、党参、白术、生地黄、当归各10 g，制何首乌20 g，川芎、山茱萸、甘草各6 g。水煎服，每日1剂，连服20日为1个疗程。同时每日取侧柏叶50 g，生姜3 g，水煎洗头，每日洗1次，每剂洗2次。

益 母 草

▶**来源** 唇形科植物益母草*Leonurus japonicus* Houtt.的地上部分。

▶**形态** 一年生直立草本，高达1 m。茎四方形，四面凹下成纵沟，密生短柔毛。根生叶丛生，叶片略呈圆形，顶端钝，边缘有圆锯齿；茎生叶对生，叶片羽状深裂或掌状深裂，裂片线形，长3～12 cm，宽2～8 mm，边缘有钝齿，两面均有短柔毛，下面有腺点。花红色或紫红色，无柄；轮伞花序近圆球形，有花8～15朵；花冠唇形，长2.5～2.8 cm，上唇长于下唇，花冠管内有毛环；雄蕊4枚。小坚果略呈三角形，褐色或灰褐色。花、果期7～9月。

▶**生境分布** 生于村边、屋边、路边、草地、荒地、沟边、河边。全国各地有分布；俄罗斯、朝鲜、日本及热带亚洲、非洲、美洲也有分布。

▶**采收加工** 夏季花未开或初开时采收，晒干或趁鲜切短段晒干。用时洗净，切碎。

▶**性味功效** 苦、辛，微寒。活血调经，去瘀生新，利尿消肿，抗菌。

▶**用量** 10～30 g。

▶**禁忌** 孕妇忌服。

▶**验方** 1. 青春期面部黄褐斑，睡眠不安，月经正常：益母草、当归各12 g，泽兰、白芷各10 g，柴胡、羌活、荆芥穗、川芎各6 g，蝉蜕3 g。水煎服，每日1剂，连服10剂，面部斑开始消退，继续服至愈。

2. 面部黄褐斑已多年，呈蝴蝶状，月经尚属正常：益母草、当归、藁本、荆芥穗、牛膝各10 g，红花、白芷、柴胡各6 g，川芎3 g。水煎服，每日1剂，连服10剂面部斑开始消退，继续服至愈。

3. 面部黄褐斑，形似蝴蝶，月经后错20多日不能按月而至，经血

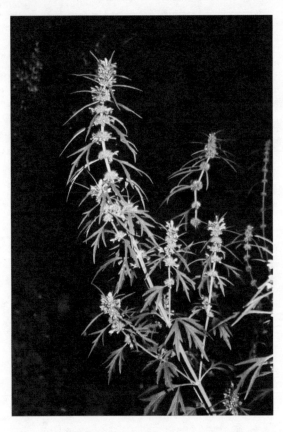

量少、色黑：益母草15 g，黄芩、白芍、当归、瞿麦、萹蓄、车前子各10 g，柴胡、牡丹皮、木香、枳壳各6 g，川芎3 g。水煎服，每日1剂，连服10剂后，面部斑开始消退，原方加石斛、瓜蒌各12 g同煎服，连服至愈。

4. 面部黄褐斑，逐渐向四周蔓延，有似妊娠斑（实际未怀孕），平时心烦急，口臭，牙龈经常出血：益母草、生地黄、牛膝各15 g，丹参12 g，当归、白芍、赤芍、枳壳、泽兰各10 g，柴胡、木香、川芎、木通各3 g。水煎服，每日1剂，连服15剂面部斑开始消退，继续服至愈。

5. 面部黄褐斑：益母草、冬瓜仁各20 g，当归、泽泻、白僵蚕各15 g，白芷、白附子各10 g，珍珠2 g。共研细末，洗净面部，并按摩面部约10分钟后，取药末1匙羹，用温开水调成糊状，涂面部（口、眼、鼻不涂）。保持40～50分钟，待药糊自然干后，用清水洗去，拭干，或再涂上润肤霜。每日1次，连用30日面斑开始消去，连续用至3个月愈。

6. 面部粉刺（痤疮），伴有月经不调或痛经：益母草、生地黄各30 g，柴胡、茯苓、凌霄花、牡丹皮、红花、当归、白芍、白术各10 g，炙甘草、生姜、薄荷（后下）各6 g。水煎服，每日1剂，连服15日为1个疗程。同时取大黄、黄柏、黄芩、苦参各等量，水煎浓汤洗患处，或共研细末，每次取适量药末与冷开水调匀涂患处，每日涂（或洗）1～2次。

7. 头部、面部白斑（白癜风）：益母草、桑椹各500 g，鲜桑枝1500 g（干桑枝效果差），白蒺藜、补骨脂、制何首乌、生地黄、玄参各250 g。水煎去渣，浓缩成1000 ml，加入蜂蜜500 ml，再浓缩成1200 ml，每次服20～30 ml，每日服3次。同时取补骨脂60 g，捣碎后用75%酒精200 ml浸泡10日后用，每日取浸液涂患处，并配合晒日光。

8. 妇女产后面部出现黄褐斑：益母草、仙桃草（玄参科植物仙桃草带根的全草）各30 g，当归、白芍、熟地黄、丹参、桃仁（捣成泥）、桑白皮、凌霄花、炮穿山甲片各10 g，川芎5 g。水煎服，每日1剂，连服15日为1个疗程。同时取白芷30 g，桃花250 g，浸入1000 ml米酒中，浸泡30日后用，每晚饮此酒20 ml，或每日早晚各饮20 ml，并取此酒少许放在手掌中，两手掌对擦至发热后，再来回擦面部患处，连用30日为1个疗程。也可取白芷、白僵蚕、白附子各10 g，当归15 g，珍珠粉2 g，共研细末，每次取药末适量用温开水调匀涂患处，保留约40分钟后，洗去，每日涂1次。

黄　芩

▶**来源**　唇形科植物滇黄芩*Scutellaria amoena* C. H. Wright 的根。

▶**形态**　多年生直立草本，高10～25 cm。根肉质，圆柱状，直径1～2 cm，切断面黄色。茎四方形，近无毛或有倒向或近平展柔毛或微柔毛。单叶对生；叶片长圆状卵形或长圆形，长1～3 cm，宽0.5～1.3 cm，先端尖或钝，基部圆形、楔形或近心形，边缘全缘或上部有

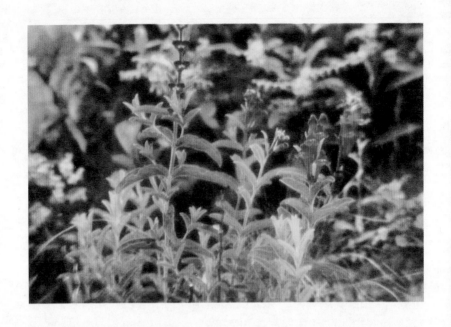

不明显圆齿，上面有疏长毛或近无毛，下面近无毛或仅叶脉有疏毛；叶柄长约3 mm。花青紫色或蓝色，长2.5～3 cm；总状花序生于枝顶，长5～15 cm，花对生；花梗与花序轴均有具腺微柔毛；花萼唇形，有具腺微柔毛，盾片高约1 mm，果期增大；花冠唇形，外面有具腺微柔毛，花冠管近基部呈膝曲状，上唇不裂，下唇3裂，中间裂片近圆形；雄蕊4枚。小坚果卵球形，成熟时黑色，有小瘤点。花、果期5～10月。

▶**生境分布** 生于草地、路边、林边、林下、灌丛中。分布于云南、四川、贵州。

▶**采收加工** 秋季采收，晒至半干，撞去外皮，再晒干。用时洗净，切碎或切片。

▶**性味功效** 苦，寒。清热燥湿，泻火解毒，止血，安胎。

▶**用量** 3～10 g。

▶**验方** 1. 妇女黄褐斑，伴有月经不调：黄芩、柴胡、当归、白芍、熟地黄、淫羊藿各10 g，丹参、女贞子、制何首乌、桑枝各15 g，川芎5 g。水煎服，每日1剂，连服15～30日为1个疗程。同时取白芷、白僵蚕、白附子各10 g，当归15 g，珍珠粉9 g，共研细末，每次取适量用温开水调匀涂患处，保持约40分钟后洗去，每日涂1次。

2. 青年面部痤疮：①黄芩、牡丹皮、地骨皮、枳椇子（带肉质果梗的枳椇的成熟果实）各10 g，金银花、桑白皮各15 g。水煎浓汤，每日1剂，分3次服，连服30日为1个疗程。同时取硫黄、大黄各等量，共研细末，每次取适量用凉开水调匀涂患处，每日涂1次。②黄芩、苦参、紫草、牡丹皮、连翘、薄荷各10 g，白花蛇舌草30 g，金银花、黄柏、赤芍各15 g。共研细末，每次取药末适量涂敷患处，每日涂1次，连用30日为1个疗程。同时取龙胆草、当归、栀子、黄芩、黄柏各10 g，大黄、芦荟、青黛、木香各6 g，黄连3 g，水煎服。或取当归芦荟丸（中成药）内服。③黄芩、丹参、侧柏叶、地丁草（或犁头草）、白花蛇舌草各30 g。水煎浓汤洗患处，每日洗3次，每次洗5～10分钟，连续用药30日为1个疗程。或上药经酒精提取浓缩，制成水包油型霜膏涂患处，每日涂1～2次。同时取枇杷叶、鱼腥草、黄柏、白花蛇舌草、桑白皮各15 g，水煎服。

3. 牛皮癣（银屑病）：黄芩、防风、黄芪各15 g，甘草12 g，苦参、当归、白术、知母、茯苓、泽泻、羌活各10 g，茵陈、防己、猪苓、制大黄各5 g。共研细末，每次服4 g，每日服3次，连服50日为1个疗程。同时取10%硼酸软膏（化学药）涂患处，每日涂1次。

4. 红斑性狼疮、高热心烦、口渴、皮肤或黏膜出血而发斑：黄芩、大青叶（或马蓝叶）、青蒿、淡竹茹、地骨皮、茯苓、毛冬青根各15 g，玉米须30 g，法半夏、枳壳各10 g，陈皮、甘草各6 g。水煎服，每日1剂，连服30日为1个疗程。若胃纳差加谷芽、麦芽、鸡内金各15 g同煎服；若睡眠不佳加柏子仁、合欢皮、首乌藤（夜交藤）各10 g同煎服；若口腔溃疡，反复皮肤斑疹加岗梅根30 g，茜草、紫珠（或大叶紫珠）、藕节各15 g同煎服。

黄 柏

▶**来源** 芸香科植物秃叶黄檗 *Phellodendron chinense* Schneid. var. *glabriusculum* Schneid. 的树皮。

▶**形态** 落叶乔木。树皮外面黄褐色或黄棕色，内面黄色，味苦，嚼烂时有粘胶质，可将唾液染成黄色。木材淡黄色。嫩枝无毛。叶对生，单数羽状复叶，有小叶7～15片；小叶片卵状椭圆形或长圆状披针形，长5～12 cm，宽2～5 cm，基部略偏斜，边缘有不明显小齿或全缘，上面无毛或中脉有短毛，下面无毛或沿中脉两侧有疏而少的柔毛；叶柄、小叶柄和叶轴无毛或有疏毛。花黄绿色；聚伞圆锥花序生于枝顶；花瓣5片；雄蕊5枚。果实近球形，成熟时蓝黑色；果序通常较疏散。花、果期5～11月。

▶**生境分布** 生于山脚或山坡疏林中，或栽培。分布于我国陕西、甘肃、江苏、浙江、江西、台湾、湖北、湖南、广东、广西、四川、云南、贵州；越南有栽培。

▶**采收加工** 春、夏间采剥10年生以上的树皮，不能环剥，刮去外层粗皮，晒干。用时洗净，切丝或切碎。

▶**性味功效** 苦，寒。清热燥湿，抗菌，泻火，收敛。

▶**用量** 3～12 g。

▶**验方** 1. 酒渣鼻：①黄柏、黄连（或黄连藤）、五倍子各等量。共研细末，取药末适量，用茶油适量调成糊状擦患处或涂患处。②黄柏15 g，煅文蛤壳、煅石膏各25 g，轻粉10 g，青黛7 g。共研细末，与香油调匀涂患处。①、②方同时取黄柏、桑白皮、枇杷叶各10 g，黄连、甘草各6 g，水煎服，每日1剂，连服30日为1个疗程。

2. 红边癣：黄柏、青黛、炉甘石、赤石脂、石膏各15 g，轻粉3 g。共研细末，用酸醋或茶油适量调匀涂擦患处。

3. 脓疱疮：黄柏、滑石、甘草各等量。共研细末，用酸醋适量

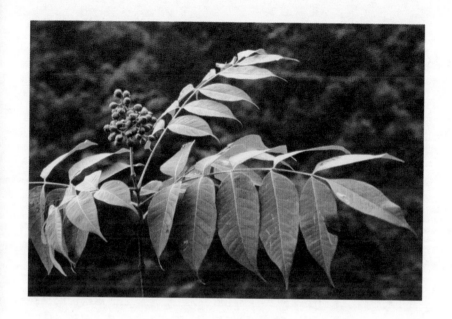

调匀擦患处。涂药前先取刺苋菜、榕树叶、番木瓜叶各适量，水煎洗患处。

4. 头部、额部黄水疮：①黄柏、青黛、蛤粉（蛤蜊粉）、寒水石各10 g，轻粉3 g。共研细末，用酸醋适量调匀搽患处。②黄柏、地骨皮（枸杞根皮）、牡丹皮、蛤粉、轻粉各10 g，甘草（去皮）5 g。共研细末，用植物油适量调匀擦患处。①、②方同时取鲜猪胆汁2个，白糖30 g。先将猪胆汁顿服，随即吃白糖，服后渐见效，用药期间，忌食辛辣等刺激性食物。

5. 急性结膜炎：黄柏50 g。加水500 ml煎至100 ml，过滤，用消毒纱布条浸药液洗眼，每次洗5分钟左右，每日洗1～2次。同时取一点红、谷精草各30 g，水煎代茶饮。

6. 麦粒肿：黄柏、大黄、生地黄各20 g，白芷、红花各15 g，薄荷8 g，冰片2 g。前6味药共研细末，加入冰片混合均匀，每次取适量药末，用凉开水调成糊状，摊于消毒纱布上敷患处，每次敷2～3小时。

同时取金银花、野菊花、一点红、千里光各15 g，水煎代茶饮。

7. 面部及耳后黄水疮：①黄柏、大黄、儿茶各15 g，雄黄、硼砂、枯矾、青黛、黄连、人中白各10 g，冰片2 g。共研细末调匀，每次取药末适量，用香油（或茶油）调敷患处，或将药末直接敷于流水疮上。②黄柏、大黄、黄连各30 g，乳香、没药各15 g。共研细末，用芝麻油调成糊状涂疮面上，每日涂1次。

8. 口疮：黄柏、黄连、黄芪各50 g。共研细末，每次取药末适量涂患处，每日涂3～4次。

黄连藤（黄藤、藤黄连）

▶来源　防己科植物天仙藤 *Fibraurea recisa* Pierre 的藤茎、根。

▶形态　木质藤本。嫩茎圆柱形，无毛，老茎表面棕褐色或黑褐色，切断面淡黄色，有菊花纹。根粗壮，圆柱形，表面淡黄色，切断面黄色。单叶互生；叶片革质，长圆状卵形，长10～20 cm，宽2.5～9 cm，先端尖，基部圆形，基出脉3～5条，边缘全缘，两面均无毛，中脉和网脉在下面突起；叶柄长5～14 cm，呈不明显的盾状着生。花小，黄绿色，单性异株；圆锥花序生于无叶的老枝或老茎上；花被8～12片，外面2～6片微小，里面6片较大，肉质；雄蕊3枚，花丝阔而厚，长约2 mm。果实长圆形或长圆状椭圆形，长1.8～3 cm，成熟时黄色。花、果期春季至秋季。

▶生境分布　生于山谷、山坡疏林中，林边、路边、沟边。分布于广东、广西、云南；越南、老挝、柬埔寨也有分布。

▶采收加工　全年可采收，趁鲜切片，晒干。用时洗净，切碎。

▶性味功效　苦，寒；有小毒。清热解毒，消肿止痛，抗菌消炎。

▶用量　6～12 g。

▶验方　1. 眼结膜炎：黄连藤（或黄连）适量。水煎浓液，过滤，洗患眼，每日洗3次。

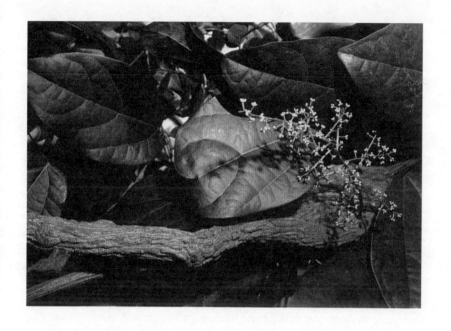

2. 急性结膜炎（风火眼痛）：①黄连藤（或功劳木）根适量。水煎浓液，过滤再熬成膏，每30 g药膏加入鲜猪胆汁3 g，冰片1 g。用3倍蒸馏水稀释后用，取药液点眼，每次点2～3滴，每日点2～3次。②黄连藤（或功劳木）60 g，栀子30 g，加水1000 ml，煎至500 ml，过滤去渣，取药液洗眼，每日洗3次。①、②方同时取鲜枸杞叶60～100 g，鸡蛋1只，煮汤吃，每日1次；或取野菊花、决明子各10～15 g水煎服。

3. 牛皮癣：黄连藤、山暗册（野牡丹科柏拉木的全株）各等量，共研细末，加入生大蒜瓣15～20粒（去外衣），共捣烂如泥，敷患处，待觉痛难忍，揭开敷药见起泡，即除去药，如未见起泡，再敷至起泡为止，次日泡散，脱皮而愈。

4. 头疮（满头癞疮）：黄连藤（或黄连）15 g，五倍子、蛇床子各10 g，轻粉7.5 g。共研细末，用植物油适量调匀涂患处。涂药前先取苦参、荆芥、葱白（葱的鳞茎）各30 g，水煎浓液洗患处，拭干后涂药。

菟 丝 子（吐丝子、大菟丝子）

▶**来源**　旋花科植物金灯藤 *Cuscuta japonica* Choisy 的成熟种子。

▶**形态**　一年生寄生缠绕草本。茎细长圆柱形，直径1~2 mm，黄色或橙红色，肉质，常带紫红色瘤状斑点，无毛，无叶，多分枝。花小，淡红色或绿白色，无柄或几无柄；穗状花序长达3 cm；花萼肉质，5裂几达基部；花冠钟状，长3~5 mm，5浅裂；雄蕊5枚；鳞片5片，长圆形，边缘流苏状；花柱单一，明显比柱头长，柱头明显2裂。蒴果卵圆形，长约5 mm，成熟时黄褐色，近基部周裂，内有种子1~2粒。种子类球形，淡褐色，光滑。种子放在水中加热至种皮破裂时，可露出白色卷旋状的胚，形如吐丝，故名吐丝子，这是鉴别真伪菟丝子的方法。花、果期8~9月。

▶**生境分布**　多寄生在草本植物或灌木上。分布于全国各地；越南、朝鲜、日本也有分布。

▶**采收加工**　秋季果实成熟时采收植株，晒干，打下种子，除去杂质，再晒干。或用酒闷润，加适量水蒸透晒干，或加面粉拌匀摊成饼，切成块晒干。用时洗净。

▶**性味功效**　甘，温。滋补肝肾，固精缩尿，明目，安胎，止泻，抗菌。

▶**用量**　10~15 g。

▶**验方**　1. 青年面部黄褐斑：菟丝子15 g，生地黄、黄芪、制何首乌、女贞子、墨旱莲、当归、白芍、枸杞子各10 g。水煎服。血虚加阿胶10 g（另包，烊化冲服），熟地黄15 g同煎服。每日1剂，连服15~20日为1个疗程。同时取白芷、当归、紫草、丹参各等量，共研极细末，每次取适量与婴儿面脂调匀涂患处，每日早晚各涂1次。

2. 肾虚型面部黄褐斑：菟丝子、桑寄生、女贞子各30 g，鸡血藤、墨旱莲各20 g，生地黄、熟地黄、牡丹皮、茯苓、天花粉各15 g，当归12 g。共研细末，炼蜜为丸，每次服10 g，每日服2次，开水送服，连服30日为1个疗程。同时取当归、白芷、丹参、紫草各等量，水煎浓液，涂患处，每日涂数次，或将上药研极细末，每次取适量与婴儿面脂调匀薄薄涂患处，每日早晚各涂1次。

3. 面部黄褐斑：菟丝子、枸杞子各15 g，当归、白芷、紫草各12 g，红花、川楝子各10 g。水煎服，每日1剂，连服30～60日为1个疗程。同时取当归、白芷、丹参、紫草各等量。共研极细末，每次取适量与婴儿面脂调匀涂患处，每日早晚各涂1次。

4. 脱发：菟丝子、熟地黄各60 g，当归、菊花各30 g，川芎、羌活、天麻各25 g，木瓜20 g。共研细末，炼蜜为丸，每次服10 g，每日早晚各服1次，开水送服，连服60日为1个疗程。服药期间忌烟酒。同时取侧柏叶30 g，白鲜皮、制何首乌、骨碎补各10 g，加入95%酒精200 ml浸泡20日后用，取浸液擦患处，每日擦1次。

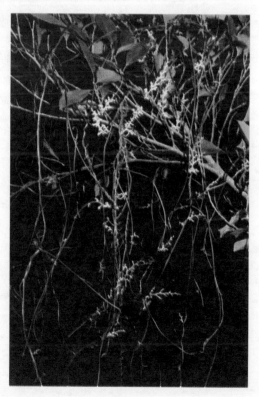

5. 脂溢性脱发：菟丝子研细末，每次服6 g，每日服3次，开水送服，连服60日为1个疗程。同时取带果壳的芝麻秆100 g，垂柳嫩枝叶适量。水煎，洗头，每日洗1次，连用30～60日。

6. 肾虚型干性脂溢性脱发：菟丝子、天冬、麦冬、丹参、枸杞子、制何首乌、桑椹子各12 g，生地黄、熟地黄各15 g，柏子仁、当归、白芍、羌活各10 g。水煎服，每日1剂，连服30日为1个疗程。同时取鲜侧柏叶、骨碎补各100 g，闹羊花（曼陀罗花或洋金花）30 g，加入85％酒精浸泡过药面约2 cm，浸泡20日后用，每日取浸液擦患处数次，每次擦3～5分钟，连续用药半年以上。闹羊花有毒，每剂用量不得超过侧柏叶用量的1/3。

野 菊 花

▶来源　菊科植物野菊 *Dendranthema indicum* （L.）Des Moul. 的头状花序。

▶形态　多年生草本，高50～100 cm。茎直立或蔓生，有疏柔毛。单叶互生；叶片卵形、长卵形或椭圆状卵形，长3～7 cm，宽2～4 cm，羽状半裂、浅裂或分裂不明显而边缘有浅锯齿，裂片顶端尖，两面均有短柔毛，下面的毛较多。花黄色；头状花序直径1.5～2.5 cm，排成伞房花序生于枝顶；总苞浅碟状；边缘的花舌状，舌片长1～1.3 cm，顶端全缘或2～3齿裂；中央的花管状，花冠管5裂；雄蕊5枚，花药相连。瘦果圆柱状，黑色，无毛。花、果期6～11月。

▶生境分布　生于山坡草地、水沟边、田边、路边、村边、杂草丛中、灌丛中、滨海盐渍地。分布于我国东北、华北、华中、华南、西南各省（区）及陕西、甘肃、宁夏、河南；俄罗斯远东地区、朝鲜、日本、印度、越南也有分布。

▶采收加工　秋、冬季采收，晒干或蒸后晒干。用时洗净。

▶性味功效　苦、辛，微寒。清热解毒，凉血，抗菌消炎，抗肿瘤，降压。

▶用量　10～15 g。

▶验方　1. 面部痤疮，或因用化妆品过敏而致的面部起红色丘疹：野菊花、浙贝母、薄荷各15 g，橘叶30 g，大皂角（皂荚的成熟果实）1个（捣碎）。水煎，取煎液的大半放入面盆，待温，洗面部患处约10分钟，第2次须加热后再洗，每日洗2次；另小半分2次内服，每日早晚服1次。每日1剂，连用15日为1个疗程。孕妇忌服。如因月经周期而发的痤疮或丘疹，应配合调经药（益母草、当归、赤芍各10 g，木香5 g，研细末冲服）内服。

2. 面部水痘：野菊花、金银花、狗肝菜各30 g。水煎服。同时取第2次煎液洗患处。每日1剂。

3. 面部疔疮、丹毒：野菊花、一点红、地耳草、金银花（或金银花藤）、白花蛇舌草各30 g，功劳木15 g。水煎服。同时取第2次煎液洗患处。每日1剂。

4. 眼胞红肿、热泪如汤、羞明涩痛的风热眼病：野菊花、狗肝菜各10 g，藤黄连、三颗针根、淡竹叶、薄荷各6 g。水煎服。

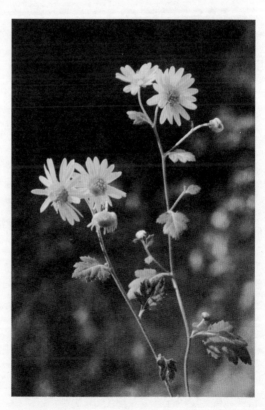

5. 眼部红肿流泪、烂睑、羞涩难开的肝脾湿热眼病：①野菊花、积雪草各60 g。枸杞根、一点红各30 g。水煎服。同时取第2次煎液洗患处。每日1剂。②野菊花、千里光各30 g。水煎服。同时取第二次煎液洗患处。

6. 腮腺炎初起无高烧：鲜野菊花30 g，鲜夏枯草、鲜毛冬青叶各

60 g。水煎，取1/3煎液内服，另外2/3煎液湿敷患处。每日1剂。

7. 鼻、唇沟生疔：野菊花25 g，车前草30 g，桑叶、焦栀子各15 g。水煎服。

8. 眼部迎风流泪：野菊花、千斤拔、藤杜仲各30 g，仙茅20 g，草决明根15 g，鸡蛋2只。共加水煲，服汤食蛋。

密陀僧 (没多僧、金炉底)

▶**来源** 原矿物为方铅矿 Galena。

▶**性状** 等轴晶系。晶体为立方体，有时为八面体。解理完整，又常为粒状集合体。多呈不规则块状，大小不一，黄绿色或铅灰色，条痕灰黑色。金属光泽。质硬体重，硬度2～3。比重7.4～7.6。略溶于水，易溶于硝酸。以色黄、有光泽、内外一致、体坚重者为佳。

▶**产地** 福建、湖北、湖南、广东等省。

▶**采收加工** 将铅制成的黄丹入铁锅内用烈火熔炼，热度升到400℃以上时，黄丹中一部分氧游离，即成一氧化铅的密陀僧。待冷，取出。用时研成细粉。

▶**性味功效** 咸、辛，平；有毒。燥湿杀虫，收敛防腐，消肿止血，祛痰镇惊。

▶**用量** 0.3～1 g。

▶**禁忌** 体虚寒者忌服。

▶**验方** 1. 汗斑：①密陀僧、硫黄各等量。共研细末，用鲜黄瓜蒂蘸药末（或用棉签蘸药末）擦患处，每日擦3～5次。②密陀僧、雄黄、寒水石各等量。共研细末，用火油（煤油）适量调匀擦患处，每日擦数次。③密陀僧10 g，蛇床子12 g，雄黄、硫黄各6 g，轻粉3 g。共研细末，每次取药末适量用醋调匀（或用生姜磨药末；或用鲜黄瓜蒂蘸药末）擦患处，每晚擦1次至发热为度，连擦15～20次。④密陀僧适量研细末，用鲜黄瓜蒂（或鲜苦瓜）蘸药末擦患处。

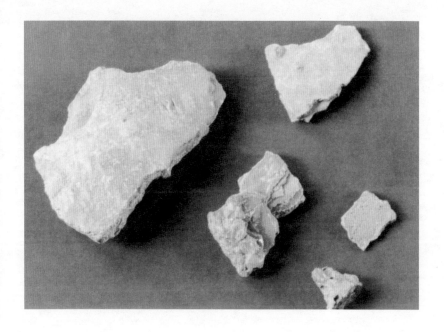

2. 面部黄褐斑：密陀僧、硫黄、白附子各等量。共研细末，用鲜黄瓜蒂蘸药末轻擦面部患处，每日擦2次，连擦10～20日为1个疗程。

3. 面部雀斑：①密陀僧研细末，每晚取药末适量搽面部患处，次日早晨洗净面部，或用绿豆粉洗面部。②密陀僧、白檀香各30 g，宫粉（铅粉）150 g，轻粉7.5 g，麝香1.5 g。共研细末，每晚用鸡蛋清调药末适量涂面部患处，次日早晨洗去，愈后停止用药。

4. 面部粉刺，雀斑：密陀僧10 g，白芷、白附子、滑石各15 g，冰片2 g。共研细末，每晚取药末用凉开水调匀涂面部患处，次日早晨洗去，连续用药30日为1个疗程。伴有大便秘结的，取栀子、大黄、茵陈蒿、苦参各10 g，水煎代茶饮。伴有月经不调或痛经的，取当归、白芍、柴胡、益母草、生地黄、牡丹皮、红花、茯苓各10 g，甘草6 g，水煎服。因肺热所致的，取枇杷叶、白花蛇舌草、桑白皮、鱼腥草（后下）各10 g，黄柏、甘草各6 g，水煎服。

5. 酒渣鼻：①密陀僧适量。研细末，用人乳汁适量调匀涂患处，每日涂2～3次，连续用药30～90日。②密陀僧60 g，玄参30 g，轻粉25 g。共研细末，每次取药末适量与蜂蜜调成糊状，涂擦患处，早、晚各涂擦1次，每次约5分钟，连续用药30～90日为1个疗程。

6. 白癜风：①密陀僧、枯矾、防风各等量。共研细末，用鲜黄瓜切片蘸药末擦患处，每日擦2～3次。②密陀僧、防风、硫黄、雄黄各10 g，轻粉3 g。共研细末，用生姜片或鲜黄瓜片蘸药末擦患处。同时取沙苑子（沙苑蒺藜）30 g，水煎服，每晚煎服1次。③密陀僧、海螵蛸（墨鱼骨）、白芷、硫黄各等量。共研细末，每次取药末适量擦患处，每日擦2～3次。④密陀僧10 g，白附子6 g，雄黄3 g，冰片1g。共研细末，用鲜苦瓜或鲜黄瓜切片蘸药末擦患处至发热为度，每日擦3～4次。⑤密陀僧、雄黄、硫黄各6 g，蛇床子10 g，藤黄、轻粉各3 g。共研细末，用醋调成球状，擦患处，每日擦3～4次。

7. 白癜风、汗斑、腋臭：密陀僧、蛇床子、硫黄、雄黄各6 g，轻粉1.5 g。共研细末，用醋调匀擦患处或直接擦患处，每日擦3次。用于白癜风的，同时取防风、栀子、荆芥穗、地骨皮、生地黄、枳实各10 g，甘草60 g。水煎服。

8. 口臭难闻：密陀僧3 g。研细末，用醋适量调匀漱口，每日漱3～5次。同时取陈皮（切丝）6～10 g，水煎代茶饮。

9. 狐臭：密陀僧粉12 g，将其分成2份，每份6 g，面饼1只（用面粉做的饼，厚约1 cm），趁热将面饼分成2片，每片分别加入6 g密陀僧粉，趁热夹于腋下后，略卧片刻，药饼冷后再温热夹腋下，如此使用数次后弃去，隔日再如法治疗。

硫 黄 (石硫黄)

▶来源 原矿物为硫黄 Sulphur。

▶性状 斜方晶系。呈黄色、浅黄色或黄绿色。块状。玻璃光泽。断口呈脂肪光泽。性脆，硬度1.3～2.5。比重2.05～2.08。难溶于水，稍溶于酒精、醚、苯，易溶于二硫化碳。热至119℃时熔化成液体，200℃变为暗褐色固体物，270℃则燃烧而发生火焰，并放出二氧化硫的臭气，400℃时则沸腾重新熔化。以色黄、质松脆、块整、无杂质者为佳。

▶**产地**　陕西、山西、河南、山东、江苏、台湾、湖北、湖南、广东、四川等省。

▶**采收**　全年可采收，将泥块状硫黄矿石放入素烧罐加热熔化，取其上层硫黄溶液，冷却，将杂质去掉，捣成小块。或将硫黄500 g，豆腐1000 g放入锅内，加水煮至硫黄烊化，豆腐变黑绿色浮在上面时，分开豆腐，将硫黄取出，阴干。用时捣碎研成细末。

▶**性味功效**　酸，温；有毒。杀虫止痒，壮阳，通便。

▶**用量**　1～1.5 g。

▶**禁忌**　孕妇及阴虚火旺者忌服。

▶**验方**　1. 面部黄褐斑：硫黄30 g，密陀僧、白附子各15 g。共研细末，用鲜黄瓜蒂蘸药末轻轻擦患处，每日擦1～2次，连擦10～30

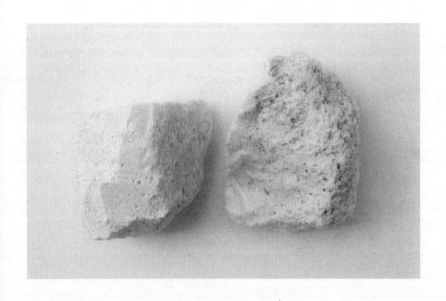

日为1个疗程。如兼有失眠，但月经正常者，取当归12 g，益母草、白芷、泽兰各10 g，柴胡、川芎、羌活各5 g，水煎服；如兼有月经后错，不能按月而至，经血量少，色黑者，取当归、白芍、黄芩、车前子、萹蓄各10 g，益母草15 g，柴胡、川芎、牡丹皮各5 g。水煎服；如兼有心烦急躁，口臭，经常牙龈出血者，取益母草、生地黄、泽兰、丹参各15 g，当归、赤芍、白芍、柴胡、卷柏、泽泻各10 g，木香、川芎、甘草各5 g。水煎服。

2. 面部粉刺：硫黄、大黄各等量。共研细末，用凉开水调匀敷患处，每日1～2次，每次敷0.5～1小时，连续用药30日为1个疗程。同时取枇杷叶、桑白皮、白花蛇舌草、鱼腥草（后下）、黄柏各10 g，黄连、甘草各5 g，水煎代茶饮。

3. 酒渣鼻：①硫黄100 g，轻粉30 g。共研细末，与适量凡士林混合调匀敷患处，每日敷1次，晚上敷，次日早晨洗去。②硫黄60 g，轻粉、雄黄各50 g。共研细末，每晚取药末适量与人乳汁调匀，晚上擦患处，次日早晨洗去。①、②方同时取栀子、大黄、白花蛇舌草、枇杷叶、桑白皮各10 g，甘草5 g。水煎代茶饮。

4. 汗斑：①硫黄60 g，研细末，每次取药末适量，用煨热的茄子蘸药末擦患处，或将鲜茄子切开蘸药末擦患处，每日1～2次。②硫黄、煤油（火油）、生姜各适量。将硫黄研细末，用煤油调匀，取生姜点药擦患处，每日擦1～2次。③硫黄、密陀僧、海螵蛸、葛根粉各等量。共研细末，加入生姜汁适量调匀涂患处，每日涂2～3次。④硫黄、雄黄、密陀僧、蛇床子各60 g，轻粉15 g。共研细末，每次取适量药末用醋调匀擦患处或用鲜黄瓜蒂蘸药末擦患处，每日擦1～2次。①、②、③、④方均连续擦15～20日为1个疗程。

5. 疥疮：硫黄、吴茱萸各15 g，猪油10 g。将硫黄与吴茱萸共研末，与猪油调匀，用薄布（或2层医用纱布）包好，烘热，熨擦患处至痒止为度，每日数次。

6. 癣：①硫黄、雄黄各30 g，大风子肉50 g，枯矾25 g。共研细末，用凡士林或香油适量调匀，涂患处，每日涂1次。②硫黄、苦参、白芷、花椒（或竹叶花椒或岭南花椒）、小麦各等量。共研细末，用煤油（火油）或植物油适量调匀涂患处，每日涂1次。①、②方均连续涂5～10日为1个疗程。

7. 面部湿疹：硫黄、黄柏、白芷、白及、枯矾各等量。共研细末，用香油或其他植物油调匀涂患处，每日涂2次。

雄 黄（雄精、黄金石、明矾黄）

▶**来源**　为硫化物类矿石，主含硫化砷。原矿物为雄黄 Realgar。

▶**性状**　单斜晶系。晶体呈柱状，柱面常有垂直的细条纹，常见为致密块状集合体。橘红色，少数呈暗红色，条痕为浅橘红色。半透明，晶面呈金属光泽，断面是脂肪光泽。硬度1.5～2.0。比重3.4～3.6。易溶于硝酸，难溶于水。加热则发生火焰，与硝酸钾混合则发生爆炸。用火烧之，冒白烟有剧毒，并放出蒜臭气。

以块大、熟透、酥松、色红、无夹石、有光泽者为佳。

▶**产地**　陕西、甘肃、湖北、湖南、四川、云南、贵州。

▶**采收加工**　雄黄在矿中质软如泥，见空气即变硬，通常用竹刀剔取其熟透部分，除去杂质、泥土、砂石等杂物，敲碎研粉用，或水飞过备用。

▶**性味功效**　辛、苦，温；有毒。解毒，燥湿，杀虫，止痒，抗菌。

▶**用量**　0.3～1 g。作丸剂或散剂应用。

▶**禁忌**　孕妇及阴虚血亏者忌用。外用为主，内服宜慎。本品也能从皮肤吸收，故大面积外用或长期外用亦会产生中毒现象（主要症状为上吐下泻）。忌火煅。

▶**验方**　1. 白癜风，汗斑，腋臭：雄黄、硫黄、蛇床子各60 g，密陀僧30 g，轻粉15 g。共研细末，每次取药粉适量，用醋适量调匀擦患处，或直接擦患处。

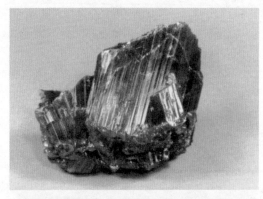

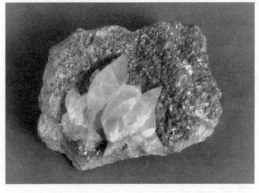

2. 腋臭：雄黄、煅石膏各125 g，白矾250 g，薄荷脑15 g。共研细末，密闭保存，用时取药末适量和凉开水调成糊状，涂于腋窝处。每日1次。

3. 眉毛不生：雄黄30 g。研细末，用米醋适量调匀，擦患处，每日擦1～2次。

4. 汗斑：雄黄、硫黄、蛇床子各30 g，密陀僧、硼砂各15 g。共研细末，每次取药末适量用凉开水调匀擦患处。

5. 白癜风：雄黄、硫黄、黄丹各30 g，密陀僧、胆南星（用牛胆汁炮制的天南星）各20 g。共研细末，先用生姜汁擦患处，再用生姜片蘸药末擦患处，每日擦1～2次。

6. 癣癞：雄黄30 g，花椒（或竹叶花椒）20 g，枯矾10 g，冰片3 g。共研细末，每次取药末适量用米醋调匀擦患处，每日擦3次。同时取金银花30 g，水煎服。

紫背浮萍（浮萍、紫浮萍）

▶来源　浮萍科植物紫萍 *Spirodela polyrrhiza*（L.）Schleid. 的全草。

▶**形态**　多年生浮水小草，植物体扁平呈叶状，漂浮水面。根纤维状，5～11条束生，下垂水中，在根的着生处一侧产生新芽，此新芽与母体分离前由1条细弱的柄相连结。扁平的叶状体倒卵形或近圆形，长4～10 mm，直径4～7 mm，不对称，1个或2～5个簇生，上面绿色，下面紫色，有5～11条掌状细脉。花小，单性，雌雄同株，生于叶状体边缘的缺刻内；佛焰苞2唇形，无花被，内有雌花1朵和雄花2朵；雄花有雄蕊1枚；雌花有心皮1枚。果实卵形，边缘有翅，内有种子1粒。花、果期夏、秋季。

▶**生境分布**　生于水田、水沟、池塘、湖泊的静水中，常成小片生长，遮蔽水面，为常见的浮水植物。分布于全国各地；世界热带和温带地区也有分布。

▶**采收加工**　夏、秋季采收，洗净，除去杂质，鲜用或晒干。用时洗净。

▶**性味功效**　辛、寒。利尿，抗菌，透疹，解热，强心。

▶**用量**　3～10 g。

▶**禁忌**　自汗体虚者忌服。

▶**验方**　1. 面上粉刺：①紫背浮萍、鲜苍耳草（或苍耳子）各等量。水煎，每日早上用此煎液洗面1次，连洗20次为1个疗程。②鲜紫背浮萍100 g，防己30 g，水煎浓汁洗患处，并以紫背浮萍乘热摩擦患处，每日1剂，连续用药至愈。③鲜紫背浮萍100 g，防己、穿心莲各30 g。水煎浓汤洗患处，每日洗3次。①、②、③方均同时取金银花、墨旱莲、野菊花各15 g，水煎服。

2. 面部雀斑：紫背浮萍、猪牙皂角、青梅、樱桃各30 g，鸽屎白（或鹰屎白）10 g。共研细末，每日早、晚各取少许放手心内用浓茶水调成稀糊状擦面上患处，保留约半小时后，再用温水洗面。坚持连续用药30日为1个疗程。并用好玉石时时擦面部患处。

3. 汗斑、丹毒：鲜紫背浮萍适量。水煎洗患处，并以紫背浮萍擦患处，每日1～2次。

4. 疥疮、疮毒内逼身浮肿：紫背浮萍10 g，赤小豆100 g，大枣5

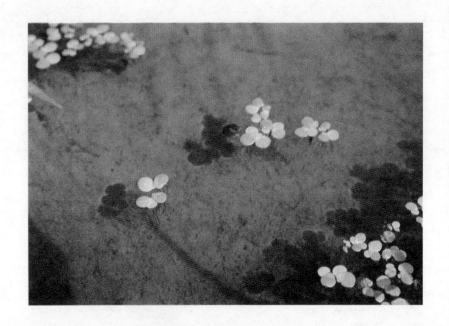

个。水煎2次，分2次服，每日1剂，连服10日为1个疗程。

5. 白癜风：紫背浮萍、丹参、重楼（或七叶一枝花）各50 g，紫草、牡丹皮、刘寄奴、威灵仙各25 g，川芎15 g，地龙、土鳖虫、琥珀各10 g。水煎服，每日1剂，早晚各服1次，连服30日为1个疗程。孕妇忌服。同时取补骨脂60 g（捣碎），加入75%酒精200 ml浸泡10日后，取浸液擦患处，同时配合晒日光。

6. 面癣：紫背浮萍、蛇床子各适量。水煎洗患处，每日洗2～3次。同时取苦参12 g，菖蒲、乌梢蛇各6 g，水煎服。孕妇忌服。

紫背三七草（观音苋、红番苋）

▶来源　菊科植物两色三七草 *Gynura bicolor*（Willd）DC. 的全草。

▶形态　多年生直立草本，高约1 m。根不肥大。茎圆柱形，略

138

带肉质，无毛。单叶互生；叶片倒卵形或倒披针形，长5～10 cm，宽2.5～4 cm，先端尖，基部楔形，狭成有翅的柄而略扩大，但不形成叶耳，边缘有波状齿或小尖齿，两面均无毛，下面通常紫红色，侧脉每边7～9条；叶柄无毛，茎上部叶几乎无柄。花橙黄色或红色；头状花序多数，排成疏伞房状生于枝顶；总苞狭钟形或圆柱形，长约1.5 cm，宽约1 cm，总苞片1层，基部有较小的外苞片数枚；苞片无毛，顶端尖；全为管状

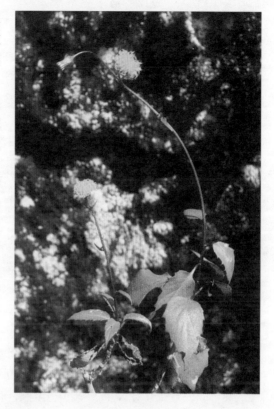

花，两性；花冠管5裂；雄蕊5枚，花药连合。瘦果圆柱形，无毛，顶端有银白色冠毛。花、果期5～10月。

▶**生境分布**　生于湿润的山坡林下、林边、沟边、岩石上或栽培。分布于我国广东、广西、海南、四川、云南、贵州；印度、不丹、尼泊尔、缅甸、日本也有分布。

▶**采收加工**　夏季采收，鲜用或晒干。用时洗净，切段或切碎。

▶**性味功效**　甘、辛，凉。清热解毒，凉血止血，消肿止痛。

▶**用量**　15～30 g。

▶**验方**　面部痤疮：①鲜紫背三七草60 g（干15 g），薏米30 g。加淘米水500 ml。煎煮约半小时，取煎液半小碗内服，同时取余下的

热药液适量擦洗患处，每日1剂，分3次内服和外洗，连用15～30日。②鲜紫背三七草（干30 g）、鲜白花蛇舌草（干30 g）各60 g，金银花30 g。水煎服，每日1剂，连服15～30日。同时取大黄、硫黄各等量，共研细末，每次取适量用凉开水调匀涂患处。涂药前先取上药热煎液适量洗患处，每日1～2次。③紫背三七草30 g，丹参、牛蒡子各15 g。水煎服，每日1剂，连服15日。同时取大黄（或土大黄）、黄柏（或功劳木）、苦参各15 g，水煎浓汤洗患处，每日洗1～2次。

黑 芝 麻 （黑脂麻、巨胜子）

▶**来源**　胡麻科植物芝麻*Sesamum indicum* L.的成熟黑色种子。此外带果壳的秆也可入药。

▶**形态**　一年生直立草本，高约1 m。嫩枝有微柔毛，茎四棱形。单叶，对生或生于上部的互生或近对生；叶片长圆形或卵形，长5～14 cm，宽2.5～4 cm，两面均有柔毛，叶脉上的毛较密，中部叶有齿缺，下部叶通常掌状3裂，上部叶近全缘；叶柄长1～5 cm。花白色，常有紫红色或黄色彩晕，单朵或2～3朵同生于叶腋；花冠长约3 cm，5裂成唇形；发育雄蕊4枚，内藏；子房上位，有柔毛。蒴果长圆形，长2～3 cm，直径约1 cm，有纵向的4棱或6棱或8棱，有柔毛，成熟时2～4瓣开裂，内有多数种子。种子扁卵圆形，长约3 mm，宽约2 mm，表面黑色的称黑芝麻，表面白色的称白芝麻，种仁富含油性，搓烂有香气。花、果期6～9月。

▶**生境分布**　栽培植物。分布于全国各地；越南、印度等地也有栽培。

▶**采收加工**　秋季种子成熟时采收，连茎一起割下，捆成小把，晒干，打出种子，除去杂质，再晒干。用时洗净，微炒，捣碎。打出种子后将带果壳的芝麻秆晒干，用时洗净切碎。

▶**性味功效**　甘，平。补肝肾，养血，润燥。

► **用量**　10~15 g。

► **禁忌**　大便滑泄者忌服。

► **验方**　1.青年头发早白：①黑芝麻（捣碎）、制何首乌（捣碎）各15 g。水煎服，每日1剂，连服半年为1个疗程。②黑芝麻、桑椹各30 g，制何首乌、女贞子、墨旱莲、熟地黄各15 g。水煎服，每日1剂，连服30日为1个疗程。③黑芝麻、墨旱莲各120 g，制何首乌、熟地黄、黑豆（炒）各240 g。共研细末，炼蜜为丸，每次服10 g，每日服3次，开水送服，连服30日为1个疗程。

2.病后脱发：①黑芝麻微炒，研细粉，加糖适量拌匀，每日服1~2匙，开水冲服，连服半年为1个疗程。②黑芝麻、枸杞子、熟地黄、陈皮各等量。共研细末，炼蜜为丸，每次服10 g，每日服2次。

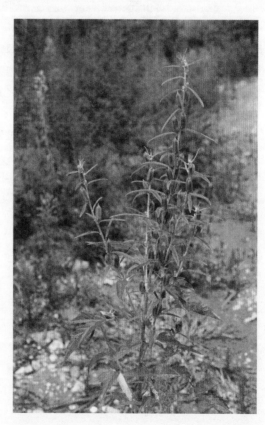

3.成年人发落如光秃：黑芝麻、制何首乌各100 g，生地黄、熟地黄各30 g，山茱萸、枸杞子、菟丝子各25 g，山药、牡丹皮、当归、茯苓、泽泻各20 g，白豆蔻、陈皮各10 g。共研细末，炼蜜为丸，每丸重10 g，早晚各服1丸，开水送服，连服2~3剂。

4.肠燥便秘：①黑芝麻15 g（微炒）。

研细末，用蜜糖（蜂蜜）30 g调服。经常服。②黑芝麻60 g，核桃仁120 g。共捣烂，酌加蜂蜜或白糖调匀，每次服1匙，每日服2次。

5. 体虚便秘：黑芝麻、核桃仁（核桃肉）各10 g，熟地黄15 g，白芍12 g。水煎服。经常服。

6. 眉毛不生：黑芝麻油（用黑芝麻榨出的油）、黑芝麻花（阴干研细末）各适量。共浸泡15～20日后，取浸液涂擦患处，每日涂擦数次。

7. 脱发，脂溢性脱发：带果壳芝麻秆60～100 g，垂柳嫩枝叶适量。水煎洗头，每日1剂，每日洗1次，连用30～60日为1个疗程。同时取黑芝麻、当归各20 g，制何首乌25 g，侧柏叶、生地黄、熟地黄各15 g，水煎分2次服，每日1剂，连服30～90日。肝肾亏虚严重者加枸杞子、菟丝子各20 g同煎服；气滞血瘀者加鸡血藤20 g，赤芍15 g，桃仁、红花、川芎各10 g同煎服；风盛血燥者加苦参、白鲜皮各20 g，蛇床子15 g，川芎、牡丹皮、蝉蜕各10 g，生地黄改用30 g同煎服；凡皮肤瘙痒且落屑者均加苦参、白鲜皮、地肤子各10 g同煎服。

8. 白癜风：黑芝麻20 g，全当归、制何首乌、白蒺藜、女贞子、沙苑子各15 g，生地黄、熟地黄、枸杞子、覆盆子、川芎、赤芍各10 g。水煎服，每日1剂，连服30日。同时取补骨脂60 g，捣碎，用75％酒精浸泡过药面10～15日后用，取浸液擦患处，并配合晒日光。

滑 石

▶**来源** 原矿物为滑石Talc。

▶**性状** 单斜晶系。晶体呈六方形或菱形板状，常见为粒状和鳞片状的块体。颜色为白色、灰色、淡绿色、淡粉红色，不透明，玻璃珍珠光泽或脂肪状光泽。硬度1.0～1.5。比重2.7～2.8。手摸之有油脂感。耐热。不溶于水和稀酸。以细腻、整洁、润滑、色青白、无杂石、无杂色者为佳。

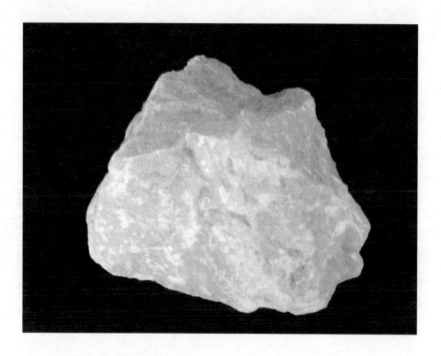

▶**产地** 产于辽宁、陕西、山西、河北、山东、江苏、浙江、江西、福建、广东、广西等省（区）。

▶**采收** 采得后，除去杂质，并用刀刮净。用时研细粉或用粉碎机粉碎，过细筛后，即得滑石粉，或水飞晒干。

▶**性味功效** 甘、淡，寒。清暑解热，收湿敛疮，渗湿，利尿，抗菌。

▶**用量** 10～15 g。

▶**禁忌** 孕妇慎服。脾虚气弱、滑精及热病津伤者忌服。滑石虽然有保护皮肤和黏膜的作用，但用在腹部、直肠、阴道等处可引起肉芽肿，应引起注意。

▶**验方** 1. 面部粉刺、雀斑：滑石、白芷、白附子、密陀僧各15 g，冰片2 g。共研细末，每晚取药末适量用凉开水调匀涂擦面部患处，次日早晨洗去，连续用药30日。同时取大黄、栀子、苦参、黄柏各10 g，凤尾草15 g，水煎服。

2. 头面丹毒：滑石、硼砂、地榆各10 g，赤石脂、寒水石、大黄、黄连、黄柏各6 g。共研细末，用茶油或花生油或麻油或菜油调匀涂患处，每日1～2次。同时取牛蒡子、玄参、连翘、板蓝根（或毛冬青根）、黄芩、僵蚕、蝉蜕各10 g，薄荷、陈皮、甘草各6 g。水煎服。

3. 口唇疱疹：滑石60 g，甘草10 g，朱砂3 g。分别研细末后混合均匀，每次取适量用蜂蜜或凉开水调匀涂患处，每日涂4～6次，连续用10～15日。同时取金银花、一点红、野菊花各15 g，水煎代茶饮。

4. 疖疮：滑石、石膏各15 g，大黄、黄柏、青黛各10 g。共研细末，用醋调匀搽患处，每日涂3次。同时取金银花、野菊花、绿豆各15 g，毛冬青（根或叶）10 g，水煎代茶饮。

5. 痱子：①滑石30 g，绿豆15 g。分别研细末后混合均匀，擦患处，每日擦4～5次。②滑石粉90 g，硼酸10 g。共研细末，撒布患处。③滑石粉、青黛各适量，混合均匀，撒布患处。①、②、③方同时取鲜苦荬菜250 g，水煎代茶饮。如无鲜苦荬菜，可取金银花、夏枯草、紫花地丁（或犁头草）各10 g，水煎代茶饮。

6. 脾热口角流涎：滑石、焦白术各15 g，扁豆、茯苓、石斛各90 g，黄连6 g，葛根5 g，甘草3 g。共研细末，每次服10 g，每日服2～3次，用灯芯草5 g水煎汤分2～3次送服。

7. 酒渣鼻：滑石、白芷、白附子各15 g，绿豆200 g，荷花花瓣60 g（干品），密陀僧、冰片各6 g。共研细末，每日早晚洗面后擦患处，连续用药30～60日。同时取栀子、苦参、大黄、茵陈蒿、毛冬青（根或叶）各10 g，水煎代茶饮。

硼 砂（月石、蓬砂）

▶**来源** 原矿物为硼砂Borax。

▶**性状** 单斜晶系。呈无色半透明短柱状晶体，性脆易碎。硬度2.0～2.5。比重1.69～1.72。一般为白色，微带浅灰、淡黄、浅蓝、浅绿色。玻璃光泽或油脂光泽。条痕为白色。不溶于酒精，可溶于冷水，易溶于热水中，水溶液显弱碱性反应。

以无色、透明洁净的结晶为佳。

▶**产地** 分布于陕西、甘肃、新疆、青海、四川、云南、西藏等省（区）。

▶**采收加工** 将硼砂矿石捣碎或碾碎，徐徐加入锅内烧开的沸水中，不断搅拌，待溶化后，再煮沸约15分钟，倾倒在放有麻绳器皿中，静置后，硼砂便凝结在麻绳周围，倒掉水即得，干燥。煅硼砂：将硼砂放在铁锅内加热熔解成汁，除去水分即可。

▶**性味功效** 甘、咸，凉。清热解毒，抗菌消炎，收敛，防腐，消积块。

▶**用量** 1～3 g。外用为主，内服宜慎。

▶**验方** 1. 鼻疮（鼻中垂出红线，痛不可忍）：硼砂3 g，冰片2 g。共研细末，将药末点于鼻疮的红线上，每日点数次。同时取金银花、野菊花、毛冬青根（或叶）各15 g，水煎服。

2. 汗斑：①硼砂适量，黄瓜1个。将黄瓜头切去，挖出适量瓜心，放入硼砂后封好，蒸热，取出捣烂涂患处，每日涂数次，连续使用。②硼砂适量研细末。用黄瓜蒂蘸药末擦患处，每日擦数次，连续使用。③硼砂适量研细末。用丝瓜蘸药末擦患处，每日擦数次，连续使用。④煅硼砂（或硼砂）适量研细末。用煨热茄子与药末捣匀擦患处，每日擦数次，连续使用。⑤硼砂、硫黄各等量。共研细末，用煤油适量调匀涂患处。涂药前先将患部洗净。⑥硼砂30 g，酸醋250 ml。

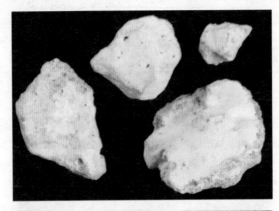

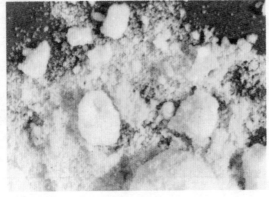

将硼砂与酸醋调匀，每日洗澡后，取药液连续擦3次。⑦硼砂10 g（研末），三花酒、酸醋各25 ml。共调匀擦患处，每日擦3次。⑧硼砂、密陀僧、铝粉各等量。共研末，用生姜蘸药末擦患处。

3. 头疮：硼砂、炉甘石、乳香、没药各6 g，雄黄、碱砂各1.5 g。共研细末，用猪脂油调匀擦患处，擦1次洗1次，擦药前先将头发剪去，洗净患处后才擦药，连续使用。

4. 口疮、口角炎：硼砂3 g，蜂蜜30 g。将硼砂研细末与蜂蜜调匀涂患处，每日涂3次，连续使用。

5. 耳周湿疹：硼砂、玄明粉各15 g，朱砂2 g，冰片1.5 g。共研细末，每次取药末少许撒患处，每日1～2次。若患处皮损见红斑者，用冷开水调涂；若患处皲裂者，用麻油（或茶油）调涂。

蜂 蜜（蜂糖、蜜糖、白蜜）

▶**来源** 蜜蜂科动物意大利蜂*Apis mellifera* Linnaeus 所酿的蜜。

▶**形态** 个体较大，一群蜂里有蜂王（母蜂）、雄蜂和工蜂3种。蜂王体长16~17 mm，雄蜂体长14～16 mm，工蜂体长12~13 mm。工蜂体表有灰黄色细毛，头部略呈三角形，两侧有复眼1对，中央有单眼3个，触角1对。口器长而发达，适合咀嚼和吸吮。胸部3节，中胸最大。翅两对，膜质透明，后翅中脉不分叉。唇基黑色，上唇前方无三角形翅斑。足3对，足上有采贮花粉的构造。腹部圆锥形，末端尖细，有毒腺和螫针，腹下有蜡板4对，内有蜡腺，分泌蜡质。工蜂上万只，属于雌蜂，但生殖器官发育不全，无生殖能力，专司采蜜、照顾幼蜂、喂饲幼虫和蜂王、筑巢及防御等职。蜂王1只，为蜂群的核心，专司产卵。雄蜂数百只，专司交配，腹内没有贮蜜囊，尾部没有螫针，复眼比工蜂大。

▶**产地** 人工养殖。全国各地有分布。

▶**采收加工** 春、夏、秋三季采。采时将蜂巢割下放入布袋中，将蜜挤出，或放进离心机内摇出，过滤，除去杂质。新鲜蜂蜜呈半透明状的液汁，其颜色因蜜源植物不同而有差异。久贮后有白色结晶析出。以稠如凝脂、味甜纯正、清洁、无杂质、不发酸者为佳。若蜂蜜掺有水，将蜂蜜滴在纱纸上，纸上的糖会渗开；若蜂蜜掺有淀粉，加水煮开后，待冷，滴入少许碘酒，会出现蓝色。

▶**性味功效** 甘，平。润肺，止咳，滋养，润肠，抑菌，生肌，解毒，降脂。

▶**用量** 10～30 g。

▶**验方** 1.口疮，口角炎：蜂蜜30 g，硼砂末、煅石膏末各3 g。共调匀涂患处，每日涂3次。同时取白茅根、毛冬青叶（或一点红全草）各30 g，玄参10 g。水煎服。

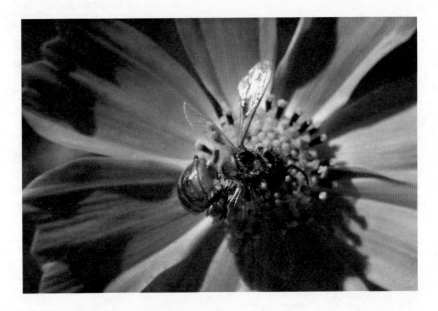

2. 大便干燥，肠燥便秘，习惯性便秘而致面色无华或颜面出现痤疮或色斑：①蜂蜜15～30 g。300 ml开水冲服，每日1次。②蜂蜜30 g，食盐6 g。300 ml开水冲服，每日1次。③蜂蜜60 g，核桃肉30 g，杏仁10 g。将核桃肉与杏仁用香油炸后，研细末，加入蜂蜜拌匀，分2次用开水冲服，每日1剂。

3. 反复性角膜上皮剥脱症（两眼发红，疼痛，畏光，有异物感，角膜上皮有大小不等的片状剥脱）：蜂蜜10 g，白凡士林100 g（消毒）。共调匀，放入消毒瓶内，每次取药膏点眼，每日点3次。同时取维生素C和复方维生素B各1瓶内服（按说明书服用）。

4. 低色素性贫血，面色无华：①蜂蜜200 ml，鲜鸡胆3个。将鸡胆用2层医用纱布包好，压出胆汁到蜂蜜内，拌匀，分3日服，每日服3次，饭前服。②蜂蜜蒸熟常服，每次服1匙，每日服3次。

5. 酒渣鼻：蜂蜜100 g，猪鸡冠油250 g。将猪鸡冠油切碎放入碗装的蜂蜜内，用水锅火蒸，蒸至油、蜜溶化为度，每日早、晚用开水冲服。同时取大黄、硫黄各等量研细末，用凉开水调涂患处。

豨 莶 草

▶**来源** 菊科植物豨莶 *Siegesbeckia orientalis* L. 的地上部分。

▶**形态** 一年生直立草本，高50～100 cm。茎上部常成2歧状分枝，嫩枝有短柔毛。单叶互生；叶片三角状卵形、阔卵形或卵状披针形，长4～10 cm，宽2～6.5 cm，边缘有粗齿或不规则浅裂，两面均有短柔毛；下面有腺点。花黄色；头状花序直径1.5～2 cm，排成圆锥花序；花序梗长1.5～4 cm，密生短柔毛，总苞片2层，外层5～6片开展，线状匙形或匙形，长约1 cm，宽约2 mm，密生有黏性的腺毛；内层苞片卵状长圆形，长约5 mm，宽约2 mm；全为管状花，花冠管通常5裂；雄蕊5枚，花药连合。瘦果倒卵状4棱形，黑色，长约3 mm，顶端无冠毛。花、果期4～11月。

▶**生境分布** 生于山坡荒草地、路边、林边、灌丛、耕地、田野、村边。分布于我国陕西、甘肃、山东、江苏、浙江、江西、安徽、福建、台湾、湖南、湖北、广东、广西、海南、四川、云南、贵州；越南、俄罗斯、朝鲜、日本及东南亚、北美热带、亚热带、温带地区也有分布。

▶**采收加工** 夏、秋季开花前或开花期采收，除去杂质，鲜用或晒干。用时洗净，切碎。

▶**性味功效** 辛、苦，寒；有小毒。解毒消肿，祛风湿，利关节，抗疟，镇痛，降压。

▶**用量** 10～12 g。

▶**验方** 1. 面部痤疮：豨莶草20 g，麦冬、生地黄、赤芍各15 g，牡丹皮、天花粉各10 g。水煎服，每日1剂，连服30日为1个疗程。同时取大黄、硫黄各等量，共研细末，用凉开水调成糊状敷患处。

2. 斑秃：鲜豨莶草500 g。捣烂取汁，加入50%酒精等量调匀，用2层医用纱布浸药水湿敷患处，每次湿敷1～1.5小时，外加塑料膜覆

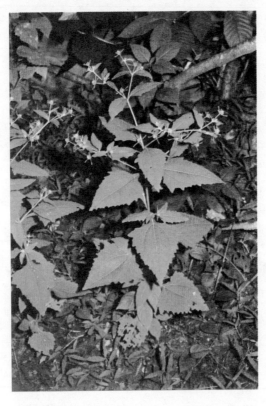

盖，每日敷2次，连续敷10~20日。

3. 牛皮癣、神经性皮炎：豨莶草100 g，威灵仙60 g，樟脑6 g（另包，冲煎液）。水煎洗患处。同时取鲜烟叶适量，捣烂，炒热，用布包好，浸入醋内擦患处，每日擦3次。

4. 神经衰弱失眠、面色无华、心烦易怒、食欲不振：①豨莶草、钩藤各30 g，苍耳子6 g（或苍耳草30 g）。水煎服。②豨莶草、苍耳草、含羞草根各30 g。水煎服。

5. 面疮：豨莶草、紫花地丁（或犁头草）各50 g。水煎，熏洗患处。同时取毛冬青根30 g，水煎服。

蝉　蜕（蝉衣、蝉皮、蝉退、蝉壳）

▶**来源**　蝉科动物蚱蝉 *Cryptotympana Pustulata Fabricius* 的若虫羽化时脱落的皮壳。

▶**形态**　雄虫体长而宽，长约4.5 cm，体黑色，有光泽。头部宽阔，头顶隆起。复眼两个，单眼3个，在头的中央。触角1对，很短。

口器发达，刺吸式。翅2对，膜质透明，翅脉明显，翅基部黑褐色。雄蝉腹部第一节间有特殊的发声器官（鸣器），长鸣不休。雌蝉无鸣器，但在同一部位有听器。足3对，腿节上的条纹、胫节基部及端部均黑色；腹部各节黑色。羽化时脱落的皮壳（蝉蜕）外形似蝉而中空，多数足爪相抱呈弯曲状，黄棕色，半透明，长约3 cm，宽约2 cm，胸部腹

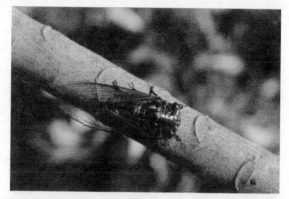

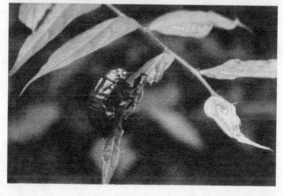

面有足3对，有黄棕色细毛。由于蝉羽化时爬至树干上，所以蝉壳常留在树枝或树叶上。

▶**产地**　分布于我国陕西、宁夏、河北、河南、山东、江苏、浙江、江西、安徽、福建、台湾、湖北、湖南、广东、广西、海南；越南也有。

▶**采收加工**　夏、秋季从树枝或树叶上收集，除去泥沙及杂质，晒干。用时洗净。

▶**性味功效**　甘，寒。散风除热，利咽，透疹，退翳，解痉，镇静，养心安神。

▶**用量**　3~6 g。

▶**禁忌** 孕妇忌用。

▶**验方** 1. 面部黄褐斑：蝉蜕、柴胡、炒栀子、白术、茯苓各10 g，益母草30 g，丹参、牡丹皮、当归、白芍各15 g，薄荷、甘草各6 g。水煎，先用药液熏蒸面部患处约15分钟，每日熏蒸2次，然后内服药液，每日1剂，分2次服，连服30日为1个疗程。月经期间停药，外出不便煎药服者，改服中成药逍遥丸（按说明书服用）。

2. 颜面丹毒：蝉蜕、僵蚕、升麻、柴胡、桔梗、黄芩、牛蒡子各10 g，玄参、板蓝根、连翘、毛冬青根各15 g，黄连、薄荷、甘草各6 g。水煎服。同时取大黄、侧柏叶各60 g，黄柏、毛冬青根（或叶）、薄荷各30 g。共研细末，每次取药末适量，用水、蜜调匀敷患处，每日1~2次。

3. 白癜风：蝉蜕、白蒺藜各10 g。水煎服，每日1剂，连服30~60日。同时取补骨脂100 g，用75%酒精300 ml浸泡15日，取浸液擦患处，每日擦3次。

4. 眼红肿痛（急性结膜炎）：①蝉蜕、菊花、谷精草、木贼各10 g。水煎服。②蝉蜕、木贼各10 g，蒲公英、一点红各20 g。水煎服。③蝉蜕、玄参、荆芥、防风各10 g，菊花（或野菊花）15 g，大黄、芒硝、没药、龙血竭（或血竭）、甘草各6 g。水煎服。服药期间忌吃辛辣油腻食物。

5. 失眠：①蝉蜕6 g。加水1碗，煎至半碗，分2次服。②蝉蜕、菊花、远志各10 g，生地黄、酸枣仁各15 g。水煎服。

墨旱莲（黑墨草、旱莲草）

▶**来源** 菊科植物鳢肠 *Eclipta prostrata*（L.）L. 的地上部分。

▶**形态** 一年生草本，干后全草变黑色，新鲜嫩茎叶揉烂有黑色汁液，折断后断面逐渐变黑色。茎圆柱形，卧地或斜升或直立，有贴生糙毛。单叶对生；叶片长圆状披针形或披针形，长2~5 cm，

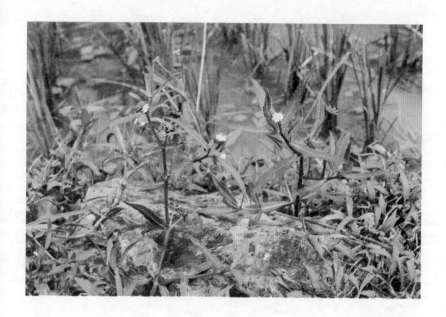

宽0.5~2 cm，边缘有锯齿或有时波状，两面均有糙毛；无柄或有极短的柄。花白色；头状花序近球形，直径6～8 mm，单个生于枝顶或叶腋；花序梗长2～4 cm；总苞扁球状；总苞片长圆形，背面和边缘有短毛；花托凸，托片线形，中部以上有微毛；边缘的花舌状，白色，雌性；中央的花管状，两性。瘦果扁三棱形或扁四棱形，无毛，有小瘤点，顶端无冠毛。花、果期6～10月。

▶生境分布　生于湿润的田边、沟边、路边、河旁、草地、园边。全国各地有分布；世界热带、亚热带地区也有分布。

▶采收加工　夏、秋季花开时采收，除净杂质，鲜用或晒干。用时洗净，切碎。

▶性味功效　甘、酸，寒。凉血止血，滋补肝肾，养阴清热，抗菌。

▶用量　6～12 g。

▶禁忌　体质虚寒者忌服。

▶**验方** 1. 白癜风：墨旱莲、羌活各90 g，熟地黄、当归、赤芍各60 g。共研细末，此为1个疗程量，水制为丸，每次服9 g，每日服2次，开水送服，连续服2个疗程。同时取补骨脂60 g，用75％酒精200 ml浸泡约10日，取药液涂患处，每日涂1～2次。

2. 斑秃（油风）：①墨旱莲、女贞子各15 g。水煎服。同时取补骨脂30 g，用95％酒精100 ml浸泡2日，取浸液擦患处，每日擦1～2次。②鲜墨旱莲、生半夏、生川乌、芥菜籽各20 g，榧子、蔓荆子各10 g，花椒（或竹叶花椒）30粒，生姜汁50 ml，醋200 ml。将生姜汁倒入醋内，蔓荆子焙干研末掺入；后将余下各药捣烂掺入，取合剂涂擦患处，每日擦10多次，至头发生出为止。每次擦药前先用双手由轻到重擦患处至发热再涂药。

3. 虚火上升所致牙缝出血，夜间尤甚，晨起漱口，则见牙龈有凝血，无痛苦感，多见于年轻女子或肝病患者：鲜墨旱莲60 g。水煎服或与大米适量煮粥吃，连服7～10日见效。

4. 风热血燥的干癣症（干燥无脂水，搔后起白屑）：鲜墨旱莲适量。捣烂，加火药（或硫黄）少许，调匀擦患处，每日早晚擦1次。

5. 赘疣，足癣：鲜墨旱莲适量。捣烂，涂擦患处，也可用醋浸或用95％酒精浸泡过药面，取浸液涂擦患处，每日擦2～3次。

6. 头、面、颈部疮疖：鲜墨旱莲、鲜木芙蓉叶、鲜野菊花叶（或菊花叶）、鲜仙人掌（去刺）、雄黄各适量。捣烂敷患处，每日敷2～3次。同时取金银花、野菊花、毛冬青（根或叶）各30 g，水煎服。

7. 扁平疣：鲜墨旱莲花序或叶适量。擦疣上，每日擦5～6次，连用10~15日为1个疗程。同时取薏米、紫草各30 g，马齿苋、红花、赤芍各15 g。水煎服，每日1剂，连服15日。

8. 脂溢性脱发：墨旱莲、女贞子、菟丝子、当归、制何首乌各10 g。水煎服，每日1剂，连续服60日为1个疗程。

9. 眉毛不生：鲜墨旱莲适量。捣烂敷患处，连续敷10日为1个疗程。

薏 米（苡米、薏米仁、薏苡仁）

▶**来源** 禾本科植物薏米 *Coix chinensis* Tod. 的成熟种仁。

▶**形态** 一年生直立草本，高1~1.5 m。秆直立，节明显，基部有支柱根。单叶互生；叶片条状披针形，长10~40 cm，宽1.5~3 cm，边缘粗糙，两面均无毛，先端渐尖，基部鞘状。花绿白色，小穗单性，雌雄同株；总状花序腋生成束；雄花序位于雌花序上部，有雄小穗5~6对，每个雄小穗有花2朵；雄蕊3枚；雌小穗为总苞所包，此总苞椭圆形，甲壳质，质地较软而薄，表面暗褐色或浅棕色，有纵长条纹，先端成颈状喙，有一斜口，基部的孔小，搓揉和手指按压可破。果实（颖果）秋、冬季成熟，饱满，长、宽、厚在3~8 mm之间。种仁宽卵形，黄褐色，腹面有1条较宽而深的纵沟，淀粉丰富，食用价值大，性坚实，除去黄褐色种皮后呈白色或乳白色。花、果期7~12月。

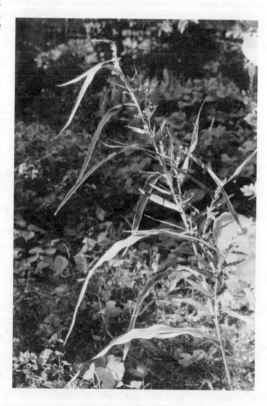

▶**生境分布** 栽培植物，也有野生的。分布于我国辽宁、陕西、宁夏、河北、河南、江

苏、浙江、江西、安徽、福建、台湾、湖北、湖南、广东、广西、海南、四川、云南；越南也有分布。

▶**采收加工** 秋、冬季采成熟果实，晒干，除去甲壳质的外壳和黄褐色种皮，再晒干。用时洗净。

▶**性味功效** 甘、淡，凉。健脾渗湿，除痹止泻，清热排脓，抗癌，降血糖。

▶**用量** 10～30 g。

▶**验方** 1. 脾虚型的面部黄褐斑：薏米、冬瓜皮各30 g，鸡血藤20 g，党参、生地黄、茯苓各15 g，当归、白术、鸡内金、木香各10 g。共研细末，每次服6 g，每日服3次，或将药粉与炼蜜做成药丸，每丸重10 g，每次服1丸，每日服2次，均用开水送服，连服30日为1个疗程。同时取白芷、当归、紫草、丹参各30 g，共研极细末，与婴儿面脂调匀，薄薄涂于面部患处，早晚各涂1次；或上4味药水煎浓液涂面部患处。

2. 面部扁平疣：①薏米30 g，野菊花、大青叶各15 g，黄芩、木贼各10 g。水煎服，每日1剂，连服40～60日为1个疗程。或将上5味药做成袋泡茶，每袋20 g，用适量沸开水浸泡约10分钟，早晚各服1次，空腹服，连服40～60日为1个疗程。②薏米60 g。水煎服；或煮粥加糖适量调食。每日1剂（次），连续用药60～90日。③薏米、板蓝根、败酱草、牡蛎（另包，先煎）各30 g，马齿苋15 g，香附12 g，红花、赤芍、木贼草、夏枯草各10 g。水煎服，每日1剂，连服30日为1个疗程，药渣煎水洗患处，每日洗1次，洗20分钟。

3. 青年男女面部扁平疣伴痤疮，鼻尖及鼻翼部多见小丘疹样黑点，周围色赤：薏米、白花蛇舌草、生地黄、蒲公英、玄参各15 g。石斛、山楂、黄芩、寒水石各10 g。水煎服，每日1剂，连服30日为1个疗程。痤疮密集者加栀子10 g，全瓜蒌15 g同煎服；大便干结者加大黄、枳实各10 g同煎服。同时取马齿苋、蛇床子各15 g，苦参、百部各10 g，红花、白矾、薄荷（后下）各6 g，水煎，取药液洗患处，每日早晚各洗1次。